MÉTHODE PRATIQUE

DE

LARYNGOSCOPIE

INSTITUT IMPÉRIAL DE FRANCE.

ACADÉMIE DES SCIENCES.

Séance publique du lundi 25 mars 1861.

Extrait du rapport sur les prix de médecine et de chirurgie, concours de 1860.

Dans l'été de 1857 M. le docteur Türck, médecin en chef de l'hôpital général de Vienne, se livra à des recherches de laryngoscopie, dans le but de trouver une nouvelle méthode de diagnostic pour les maladies du larynx. La méthode de M. Türck, comme celle de M. Garcia, est fondée sur l'emploi d'un miroir laryngien. M. Türck apporta à ce miroir des modifications et lui fit subir des changements de forme, dans le but de rendre l'instrument plus facile à supporter par les malades, sur lesquels ce mode d'exploration produit souvent des efforts de vomissements ou des sensations désagréables qui peuvent rendre très difficile son usage. Comme M. Garcia, M. Türck se servait, dans ses premières recherches, de la lumière du soleil pour éclairer le miroir.

Très peu de temps après, dans l'hiver 1857-1858, M. Czermak se servit des miroirs laryngiens que lui avait prêtés M. Türck pour compléter les études physiologiques de M. Garcia, et pour observer le larynx dans la formation de certains sons, ceux des voyelles dites gutturales. . .

. . . .

M. Czermak a remis à l'Académie son Mémoire sur le laryngoscope en 1860, et il a démontré ses expériences devant la Commission. M. Türck a envoyé comme réclamation de priorité plusieurs publications, et plus tard un dernier Mémoire sur l'emploi du laryngoscope dans les maladies du larynx et du pharynx.

La Commission n'a pas voulu entrer dans les discussions de priorité soulevées par MM. Türck et Czermak. . . . .

La Commission a pensé que les recherches de M. Türck et celles de M. Czermak étaient celles qui avaient le plus contribué à faire de la laryngoscopie une méthode usuelle et susceptible de rendre des services dans le diagnostic des maladies du pharynx et du larynx ; elle propose d'accorder à chacun de ces ingénieux observateurs une *mention honorable*.

Sur la proposition de la Commission, l'Académie décide :

Qu'une somme de *douze cents francs* sera jointe à chacune des deux *Mentions* accordées à MM. Türck et Czermak.

Paris. — Imprimerie de L. MARTINET, rue Mignon, 2.

MÉTHODE PRATIQUE

DE

LARYNGOSCOPIE

PAR

LE DOCTEUR L. TÜRCK,

Médecin en chef I. et R. de l'Hôpital général de Vienne (Autriche).

ÉDITION FRANÇAISE,

PUBLIÉE AVEC LE CONCOURS DE L'AUTEUR,

Accompagnée d'une planche lithographiée et de 29 figures intercalées dans le texte.

PARIS

J.-B. BAILLIÈRE ET FILS

LIBRAIRES DE L'ACADÉMIE IMPÉRIALE DE MÉDECINE

Rue Hautefeuille, 19.

LONDRES, Hippolyte Baillière, Regent Street. | **NEW-YORK,** Baillière Brothers, 440, Broadway.

MADRID, C. BAILLY-BAILLIÈRE, CALLE DEL PRINCIPE, 11.

1861

MÉTHODE PRATIQUE

DE

LARYNGOSCOPIE

CHAPITRE PREMIER.

INTRODUCTION HISTORIQUE.

Depuis plusieurs années, l'impossibilité de se servir dans la pratique du spéculum laryngien inventé par Selligues, au moyen duquel Bennati avait pu voir la glotte, avait fait renoncer (1) à son emploi, lorsque Liston (2), en 1840, fit remarquer, à propos de l'œdème de la glotte, que l'on pourrait voir les parties dont il était question au moyen d'un petit miroir analogue à celui dont se servent les dentistes, en introduisant au fond du gosier ce miroir que l'on aurait préalablement eu soin de chauffer. En

(1) Trousseau et Belloc, *Traité pratique de la phthisie laryngée, de la laryngite chronique et des maladies de la voix.* Paris, 1837.

(2) A view of the parts may be sometimes obtained by means of a speculum— such a glass as is used by dentists on a long stalk, previously dipped in hot water, introduced with its reflecting surface downwards, and carried well into the fauces. (*Practical surgery*, London, 1840, p. 417.)

1855, Garcia (1) publiait les belles expériences qu'il avait faites sur lui-même, au moyen d'un instrument du même genre, dans le but d'étudier la formation de la voix.

Mais, autant qu'il est possible de le savoir, le laryngoscope n'a été employé, ni par Liston, ni par Garcia, ni par d'autres, dans des cas d'affections morbides, ou du moins, si des tentatives de ce genre ont été faites, on ne leur a jamais donné suite ; ce qui tient sans doute à cette circonstance que les premiers essais de ce genre, bien qu'ils soient faits sur plusieurs personnes, aboutissent en général à un véritable échec. On provoque presque toujours des vomituritions insupportables, et l'on ne peut presque jamais parvenir à rien voir : c'est, du reste, ce que j'ai suffisamment observé à l'époque de mes premières tentatives, que j'avais faites au moyen de miroirs qui répondaient à peu près aux renseignements très vagues donnés par Garcia. Néanmoins, considérant les services qu'il pourrait rendre, je me suis proposé de transformer le laryngoscope en un instrument qui fût, autant que possible, d'une application générale dans la pratique.

Après des tentatives très nombreuses et très variées, qui datent déjà de l'été de 1857, et que j'ai faites d'abord sur des cadavres, puis sur des malades de mon service de l'Hôpital général, je suis parvenu à obtenir des laryn-

(1) The method which I have adopted is very simple. It consists in placing a little mirror, fixed on a long handle suitably bent, in the throad of the person experimented on against the soft palate and uvula. The party ought to turn himself towards the sun, so that the luminous rays falling on the little mirror, may be reflected on the larynx. (*Observations on human voice. The London, Edinburgh and Dublin Philosoph. Magaz.*, t. X, 1855, p. 218.)

goscopes d'une construction convenable, et à trouver une méthode d'examen du larynx et des parties environnantes également convenable *pour pouvoir permettre l'exploration sur un grand nombre d'individus* (1). J'ai fait connaître dans la séance du 9 avril 1858 de la Société I. et R. des médecins de Vienne, ce résultat de mes recherches, résultat tout à fait nouveau lorsqu'on l'oppose aux tentatives infructueuses faites jusque-là, et à l'opinion prédominante qui admettait l'impossibilité d'utiliser le laryngoscope dans un but pratique, et j'ai communiqué en même temps les principes fondamentaux de ma méthode, que je promettais de publier dans tous ses détails et qui a paru en effet dans le n° 26 du 28 juin 1858 de la gazette de la Société I. et R. des médecins de Vienne (*Zeitschrift der k. k. Ges. der Aerzte*) : j'ai en outre présenté à cette Société dans la même séance mes spéculums laryngo-pharyngiens, auxquels, depuis cette époque, je n'ai pas fait subir de modifications essentielles (2).

Depuis lors, il m'a été possible d'apporter à la laryngoscopie, dont je me suis occupé d'une manière continue, de nombreux perfectionnements que j'ai fait connaître en grande partie dans une série d'articles de journaux.

Ces articles, auxquels j'ai réuni mes premières publications relatives à mes premiers travaux sur ce sujet, et

(1) Compte rendu (séance du 9 avril 1858) de la Société I. et R. des médecins de Vienne (section de physiologie et de pathologie), dans la gazette de la Société (*Zeitschrift der k. k. Ges. der Aerzte*) n° 17, publiée le 26 avril 1858.

(2) Compte rendu (*loc. cit.*).

auxquels j'ai ajouté quelques additions, constituent les documents qui m'ont servi pour composer l'œuvre que j'offre actuellement à l'appréciation du monde savant.

En ce qui concerne les travaux publiés par d'autres expérimentateurs, je ne leur ai emprunté, en citant toujours les noms des auteurs, que ce qui m'a paru être d'une utilité pratique.

L'exposition des nombreuses particularités que j'ai indiquées et que j'ai puisées toutes dans l'expérience, m'a semblé devoir être bien accueillie de ceux qui auraient l'intention de faire eux-mêmes des expériences de laryngoscopie ; il en est de même des indications que j'ai données, à la fin de cette œuvre, sur la rhinoscopie.

En terminant ces observations succinctes sur la question que je me propose d'examiner ici, je donnerai la liste, par ordre chronologique de publication, des mémoires dans lesquels sont consignés mes différents travaux relatifs au sujet qui nous occupe, en donnant à chacun de ces travaux un numéro d'ordre, ce qui me permettra, dans le cours de l'ouvrage, d'indiquer seulement le numéro d'ordre correspondant, lorsque je voudrai renvoyer le lecteur à un de ces mémoires.

1. Compte rendu de la séance de la section de physiologie et de pathologie de la Société I. et R. des médecins de Vienne, du 9 avril 1858 (*Zeitschr. der k. k. Ges. der Aerzte*, n° 17, du 26 avril 1858).

2. Du laryngoscope et de son mode d'emploi (*Zeitschr. der Ges. der Aerzte*, n° 26, du 28 juin 1858).

3. Sur un artifice pratique dans l'exploration du larynx (dispositions artificielles) (*Zeitschr. der Ges. der Aerzte*, n° 8, du 21 février 1859).

4. Communications relatives à l'exploration de quelques cas d'affections morbides du larynx, exploration faite au moyen du spéculum laryngo-pharyngien (*Zeitschr. der Ges. der Aerzte*, n° 11, du 14 mars 1859).

5. Du spéculum laryngo-pharyngien et de son mode d'emploi dans les maladies du larynx et des parties voisines (contenant onze nouveaux cas pathologiques) (*Allgem. Wiener med. Zeitung*, n° 15, 16, 17, 18, 19, 20, 21, 22, 25, 26, du 12 avril au 28 juin 1859).

6. Sur un appareil destiné à l'éclairage artificiel et sur l'exploration de la paroi postérieure du larynx (*Allgem. Wiener med. Zeitung*, n° 48, du 29 novembre 1859).

7. Sur un moyen de perfectionner le mode d'opérer dans les explorations laryngoscopiques (*Sitzungsberichte der matem. nat. Cl. der Kais. Akad. der Wissensch*, t. XXXVIII, 1859).

8. Sur la manière de se procurer des images laryngoscopiques agrandies et sur quelques artifices pratiques applicables à l'exploration laryngoscopique (*Zeitschr. der Ges. der Aerzte*, n° 52, du 26 décembre 1859).

9. Sur un instrument propre à déterminer l'aplatissement de la langue (*Zeitschr. der Ges. der Aerzte*, n° 3, du 16 février 1860).

10. Sur la position du miroir destiné à l'éclairage dans l'exploration du larynx (*Allgem. Wiener med. Zeitung*, n° 5, du 31 janvier 1860).

11. Sur l'exploration au moyen du laryngoscope de plusieurs nouveaux cas d'affections morbides du larynx (*Allgem. Wiener Zeitung*, n° 8 et 9, des 21 et 28 février 1860).

12. Sur deux instruments qui trouvent leur emploi dans les explorations laryngoscopiques (*Allgem. Wiener Zeitung*, n° 16, du 17 avril 1860).

13. Documents relatifs à la laryngoscopie et à la rhinoscopie (*Zeitschr. der Gess. der Aerzte*, n° 21, du 21 mai 1860).

14. Communications laryngoscopiques sur les ulcères du larynx (*Allgem. Wiener med. Zeitung*, n° 25, du 19 juin 1860).

15. Documents relatifs à la rhinoscopie (*Allgem. Wiener med. Zeitung*, n° 33, du 14 août 1860).

16. Documents relatifs à la laryngoscopie (*Allgem. Wiener med. Zeitung*, n° 34, du 21 août 1860).

Les dessins de la planche lithographiée et des figures intercalées dans le texte ont été faits par M. le docteur Elfinger (1).

M. Czermak, ayant publié récemment comme appendice à l'édition française de son traité une *Communication à l'Académie des sciences et à l'Académie de médecine* (2), dans laquelle il soulève des prétentions de priorité en ce qui concerne l'application du laryngoscope dans la pratique médicale, je me vois obligé de faire à cette réclamation une réponse que je restreindrai aux observations suivantes.

M. Czermak, qui m'avait emprunté pendant l'hiver de 1857-1858 mes laryngoscopes pour faire, comme il me l'a dit expressément, des recherches physiologiques, et notamment pour répéter les expériences de Garcia, a publié (3) un article dans lequel il avait seulement pour but de recommander aux médecins l'emploi du laryngoscope dans la pratique médicale. Dans la séance de la Société I. et R. des médecins de Vienne, du 9 avril 1858,

(1) Il paraîtra prochainement une traduction française de mes *Recherches clinique sur les maladies du larynx*, à laquelle seront jointes des planches chromolithographiées du même artiste.

(2) *Du laryngoscope et de son emploi en physiologie et en médecine*. Paris, 1860, p. 105 à 112.

(3) *Wien. mediz. Wochenschr.*, n° 13, du 27 mars 1858.

la première après la publication de l'article de M. Czermak, j'ai fait contre cet article une réclamation, postérieurement à laquelle M. Czermak a donné (1) les explications suivantes : « J'ai indiqué, en ses points essentiels, ce qui s'est passé, bien qu'en peu de mots et d'une manière qui n'est peut-être pas assez précise (2) : il ne peut du reste être douteux pour personne que *c'est à M. le docteur Türck qu'appartient le mérite d'avoir le premier* (*du moins dans ce pays*), *c'est-à-dire dès l'été de* 1857, *appliqué avec succès à son service de l'Hôpital général la méthode d'exploration de Garcia dans un but médical.* »

Dans une note jointe à cet article, M. Czermak ajoute : « Lorsque j'ai fait insérer dans le n° 13 de ce journal un article dans lequel j'ai attiré l'attention des praticiens sur l'application du spéculum de Garcia, je pensais que M. Türck, qui m'avait prêté pour mes premières expériences physiologiques les spéculums qu'il avait fait construire d'après ses indications personnelles, avait tout à fait abandonné les recherches qu'il avait entreprises l'été dernier, ainsi que je le savais et que je l'avais indiqué dans mon article, sur des malades de son service et dont le but était l'application du laryngoscope au diagnostic. »

» Si j'avais su que M. Türck avait seulement, ainsi que je viens de l'apprendre, interrompu ses recherches à cause du manque de lumière directe du soleil dans ses salles pendant l'hiver, je me serais abstenu de faire paraître mon article dans le n° 13 de la *Wien. med. W.*, afin que

(1) *Wien. med. Woch.*, n° 16, du 17 avril 1858.

(2) *Wien. med. Woch.*, n° 13, du 27 mars 1858.

la recommandation que je faisais de l'emploi du laryngoscope dans la pratique médicale et que j'avais essentiellement fondée sur des observations faites sur moi-même, ne parût pas avoir été faite dans le but de *soustraire à M. Türck la priorité* que je n'ai *du reste réclamée nulle part, et qui, en tous cas, lui appartient incontestablement* (1). »

Si, un an après (2), M. Czermak a eu l'idée assurément toute nouvelle de vouloir rétracter les explications si précises et si nettes, qu'il a données, comme il le dit lui-

(1) M. Czermak dit : « Im Wesentlichen habe ich diesen Hergang, wenn auch mit wenigen Worten und vielleicht nicht ausdrücklich genug *loc. cit.* (*Wien. med. Woch.*, Nr. 13) angedeutet, obschon Niemand im Zweifel darüber bleiben konnte, dass in der That Herrn Dr Türck das Verdienst gebühre, Garcia's Untersuchungsmethode wenigstens hier zu Lande zuerst, d. i. seit Sommer 1857, zu medicinischen Zwecken auf seiner Abtheilung mit Erfolg angewendet zu haben. »

Dans la note, M. Czermak dit : « Als ich in Nr. 13 dieser Wochenschrift einen Artikel einrücken liess, in welchem ich die praktischen Aerzte auf die Verwerthung des Garciaschen Kehlkopfspiegels aufmerksam machte, war ich der Meinung, Herr Prim. Dr Türck, dessen nach seiner Angabe konstruirter Spiegel mich zu meinen ersten physiologischen Beobachtungen bediente, hätte die, wie mir bekannt war und ich auch in jenem Artikel andeutete, im abgelaufenen Sommer an Kranken seiner Abtheilung vorgenomenen Versuche einer Verwendung dieses Spiegels zu diagnostischen Zwecken gänzlich fallen lassen. »

« Hätte ich gewusst, dass wie ich erst jetzt erfahre, derselbe seine Untersuchungen den Winter hindurch wegen mangelndem direkten Sonnenlicht in seinen Krankensälen nur unterbrach, so würde ich den in Nr. 13 enthaltenen Aufsatz unterdrückt haben, um meiner wesentlich auf Beobachtungen an mir selbst gestützten Anempfehlung des Kehlkopfspiegels zu praktischen Zwecken nicht den Anschein zu geben, als wäre sie geschehen, um dem Prim. Dr Türck die Priorität, auf welche ich übrigens nirgends Anspruch gemacht habe, zu entziehen, denn diese gebührt ihm jedenfalls ganz unbestreitbar. »

(2) *Wien. med. Woch.*, n° 17, du 23 avril 1859.

même dans sa *Communication*, postérieurement à la protestation que M. Türck avait faite d'une voix irritée contre la violation déloyale de sa propriété intellectuelle », en prétendant qu'il avait donné ces explications « par considération pour d'anciens collègues et pour les membres du comité de direction (!) de la Société des médecins de Vienne (1), dont quelques-uns désiraient beaucoup (!) éviter une polémique dans les journaux », ou « par pure bonhomie (!) » (voir la *Communication*), ou, comme il l'a prétendu (*l. c.*, n° 17), « parce que j'étais plus âgé que lui », ce sont des raisons dont il ne sera pas difficile au lecteur d'apprécier la valeur.

M. Czermak répète sans cesse que j'avais abandonné mes recherches avant sa première publication. C'est une erreur. J'ai continué mes expériences pendant le cours de l'été et de l'automne de l'année 1857, et je ne les ai interrompues que pendant l'hiver, par manque de lumière solaire, auquel ne pouvait suppléer l'emploi de l'*ophthalmoscope* à pied de Ruete, dont s'est servi M. Czermak pour ses expériences d'autolaryngoscopie : je les ai reprises à la fin de l'hiver 1857-1858, avant la première publication de M. Czermak. Aussi, M. Czermak, qui s'en rapportait (2) aux déclarations orales de « personnes bien instruites », n'a-t-il répondu à la sommation que je lui ai faite publiquement, le 21 juin et le 29 novembre 1859 (3), de

(1) Dans la *W. med. Woch.*, n° 17, M. Czermak ne parle que de simples membres ; actuellement, il en fait des membres du comité de direction, ce qui du reste ne change rien.

(2) *Loc. cit.*, n° 17, du 23 avril 1859.

(3) *Allgem. Wiener med. Zeitung.*

publier ces déclarations, que par une lettre tout à fait peu significative de M. Brücke, qui se trouve dans une note de sa *Communication* et qui du reste (1) n'a aucun rapport avec l'application pratique du laryngoscope. M. Czermak au contraire a pu savoir que je n'avais pas abandonné mes expériences, ainsi que cela résulte du reste de l'explication ci-jointe de M. le docteur Elfinger (2) que j'avais fait insérer dans un article du 21 juin 1859.

Ce qui prouve encore que je n'avais pas abandonné mes expériences, ce sont les résultats auxquels j'étais arrivé et que j'ai communiqués dans la séance de la Société I. et R. des médecins de Vienne du 9 avril 1858 (voy. p. 3) : on en trouvera encore une autre preuve dans la circonstance que, depuis que j'avais prêté mes laryngoscopes à M. Czermak, j'en avais fait construire de nouveaux, que j'ai présentés à la Société des médecins dans cette séance du 9 avril 1858 et qui sont décrits dans son procès-verbal (voir p. 16).

Enfin M. Czermak veut absolument voir une preuve que j'avais abandonné mes expériences dans la circonstance « que M. Türck n'avait vu alors aucune atteinte à ses droits dans les tentatives, bien connues de lui, faites dans le service syphilitique pour rendre possible l'em-

(1) Ainsi que cela ressort d'une lettre de M. le prof. Brücke, du 15 novembre 1860, que j'ai entre mes mains.

(2) « Je déclare que, dans la seconde quinzaine du mois de mars, et en tout cas avant le 27 du mois de mars 1858, M. Türck a réclamé, chez moi et en ma présence, à M. Czermak les laryngoscopes qu'il lui avait prêtés, en ajoutant la remarque qu'il en avait besoin pour continuer ses recherches.

» Vienne, 28 avril 1859. Dr Ant. Elfinger. »

ploi du laryngoscope dans la pratique usuelle,—et que M. Türck ne s'était opposé en aucune manière aux tentatives qu'avait faites M. Czermak sans cacher en aucune manière le but qu'il se proposait. »

La vérité est que, le 16 mars 1858, M. Czermak, accompagné de M. le docteur Gruber, alors interne du service des syphilitiques, est venu me trouver afin d'obtenir mon consentement pour l'application de mes laryngoscopes dans ce service, et, dans une lettre de M. Gruber que j'ai entre mes mains, M. Gruber déclare que M. Czermak avait fait l'observation qu'il souhaitait d'autant plus ce consentement que M. Türck qui lui avait prêté ses laryngoscopes, n'en avait fait usage jusqu'alors que sur des malades de son propre service. Il ne s'agissait donc pas « de rendre possible l'emploi du laryngoscope dans la pratique usuelle ». En donnant ce consentement, que je pouvais d'autant moins refuser, que M. Czermak, lorsqu'il me l'a demandé, était accompagné d'un interne du service des syphilitiques, je n'avais certainement pas cédé mon droit de priorité à M. Czermak. Onze jours plus tard, M. Czermak avait déjà publié un article (1) dans lequel il s'efforçait d'introduire avec la plus grande assurance et sous son nom le laryngoscope dans la pratique médicale. L'intervalle que M. Czermak aurait eu pour « rendre possible l'emploi du laryngoscope dans le service des syphilitiques » était donc assurément trop court.

Du reste, dans un second article (2), M. Czermak a

(1) *Wien. med. Woch.* n° 13, du 27 mars 1858.

(2) *Loc. cit.* n° 16, du 17 avril.

déclaré qu'il avait « fondé essentiellement la recommandation de l'emploi du laryngoscope dans la pratique médicale sur les observations qu'il avait faites sur lui-même » (voy. précédemment). Il s'ensuit qu'il n'avait fait, ni dans le service des syphilitiques, ni dans aucun autre service, ces tentatives qu'il prétend n'avoir « cachées à personne », pour rendre possible l'emploi du laryngoscope dans la pratique usuelle, ou que, s'il en a fait, leur résultat a été un échec.

En effet, *à l'époque de ma communication à la Société I. et R. des médecins de Vienne et de ses premières publications, M. Czermak était dans l'ignorance la plus grande de ce qui a rapport à l'application du laryngoscope à la pratique médicale.*

M. Czermak le prouve par son propre aveu que je viens de citer ; en effet, il est évident que, par des expériences faites sur soi-même, on ne peut ni étudier les difficultés qui s'opposent à l'emploi du laryngoscope chez beaucoup d'individus, ni trouver les moyens de les vaincre, et c'est précisément ce dont il s'agit dans l'application du laryngoscope à la pratique médicale.

M. Czermak le prouve encore en ce qu'il ne donne pas l'indication d'artifices laryngoscopiques pratiques et en ce qu'il émet, dans ces mêmes publications, des propositions tout à fait inadmissibles, comme celle de se servir, pour voir l'angle antérieur de la glotte, de deux miroirs réunis l'un à l'autre sous un angle variable et dont l'inférieur serait appliqué le plus possible le long de la paroi postérieure du pharynx, afin de pouvoir réfléchir l'image de l'objet dans le miroir supérieur ou le projet de se servir dans le même but (pour voir l'angle antérieur de la glotte) d'un miroir convexe de petit rayon.

Fig. 1.

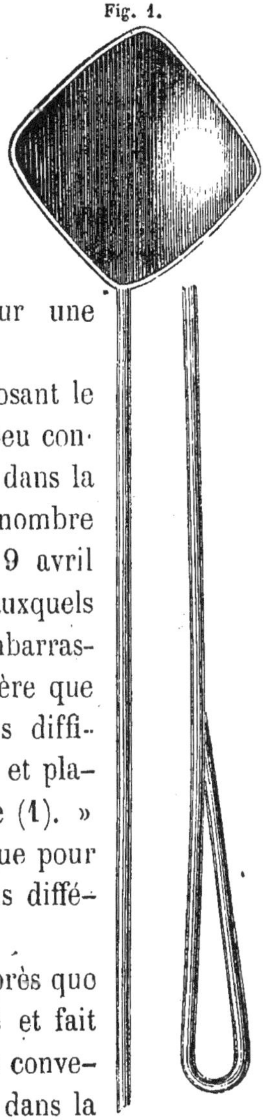

Ce n'est qu'après la publication de mon mémoire détaillé du 28 juin 1858, concernant le laryngoscope et son mode d'emploi, que M. Czermak et plusieurs autres ont appris comment on pouvait s'y prendre pour appliquer cet instrument sur une grande échelle.

M. Czermak l'a prouvé en proposant le laryngoscope quadrangulaire, si peu convenable, qui se trouve représenté dans la figure 1, dont il a offert un grand nombre d'exemplaires dans la séance du 9 avril 1858 aux praticiens de Vienne, auxquels il a donné l'instruction un peu embarrassante : « Courbez la tige de manière que le miroir puisse être introduit sans difficulté dans la bouche bien ouverte et placée dans une position convenable (1). » M. Czermak a indiqué à cette époque pour la tige une double courbure de sens différent.

C'est seulement presque un an après quo M. Czermak a livré à la publicité et fait représenter (2) un instrument plus convenable, dont nous donnons le dessin dans la

(1) *Wien. med. Woch.*, n° 16, du 17 avril 1858.
(2) *Wien. med. Woch.*, n° 10, du 5 mars 1859.

Fig. 2.

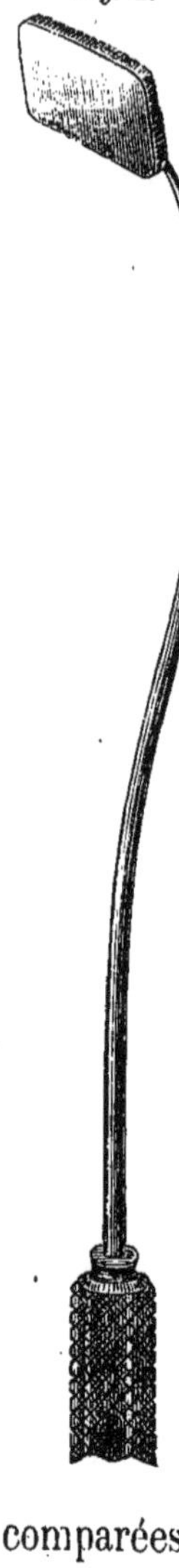

figure 2, conforme à celle qui est représentée dans l'édition française du traité de M. Czermak (1), et qui ressemble déjà un peu au mien.

Enfin, en 1860, M. Czermak a proposé un nouveau laryngoscope, que nous donnons dans la figure 3, conforme à celle que M. Czermak a donnée dans l'édition française de son traité (2).

Fig. 3.

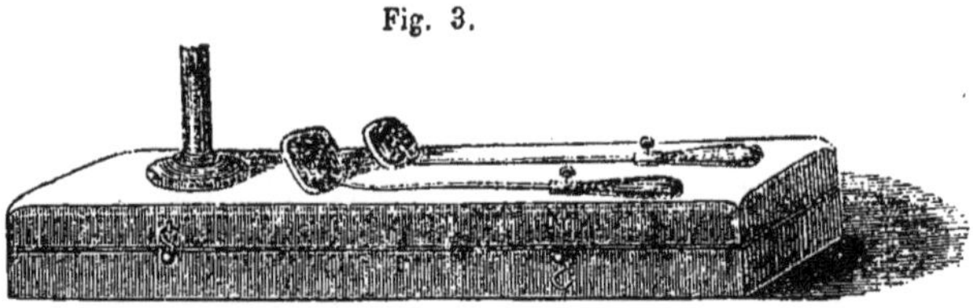

Si l'on fait abstraction de la forme carrée du miroir, que personne ne considérera certainement comme devant être préférée à la forme circulaire du mien, on voit que ce laryngoscope n'est autre chose que mon spéculum laryngo-pharyngienque l'on trouve représenté dans la *Zeitsch. der Ges. der Aerzte* (3), et qui est reproduit dans cet ouvrage (p. 17 et 19).

M. Czermak, voulant prouver sa priorité par la date plus ancienne de ses publications comparées à celles des miennes, je dois remarquer que, dans son dernier article du 17 avril 1858, il a reconnu lui-

(1) *Du laryngoscope*, Paris, 1860, p. 21.
(2) *Ibid.*, Paris, 1860, p. 29.
(3) N° 26, du 28 juin 1858.

même ma priorité, qu'il « paraissait vouloir me contester » dans son premier article du 28 mars (voy. précédemment), et que, dans son troisième article qui porte le titre : *Recherches physiologiques au moyen du miroir laryngien de Garcia*, il n'était pas question d'application pratique. Ce n'est que six mois après la publication de mon mémoire détaillé sur le laryngoscope et son mode d'emploi, publié le 28 juin 1858, qu'est paru le quatrième article de M. Czermak, qui traitait d'une application pratique.

Lorsque enfin, au point de vue des observations pathologiques, M. Czermak croit m'avoir « donné une nouvelle impulsion en publiant (1) une diagnose laryngoscopique remarquable » (sa première observation pathologique), il paraît avoir oublié qu'un des deux cas publiés par M. Stoerk (2) était un cas de mon observation, dépendant de mon service, que M. Stoerk, interne du même service, avait publié avec mon autorisation.

(1) *Gaz. méd. de Vienne*, du 8 janvier 1859.
(2) *Zeitsch. der Gesell. der Aerzte*, n° 51, du 20 décembre 1858.

CHAPITRE II.

DU SPÉCULUM LARYNGO-PHARYNGIEN.

D'après les descriptions que Liston et Garcia ont données de leurs spéculums, ces derniers étaient composés d'un miroir et d'un manche : mais, en ce qui concerne la forme des miroirs, ils ne nous ont donné aucune indication précise qu'il fût possible de prendre pour point de départ. C'est dans la séance du 9 avril 1858 de la Société I. et R. des médecins de Vienne que j'ai présenté les spéculums, construits d'après mes indications, auxquels j'ai donné le nom de spéculums laryngo-pharyngiens, et dont le compte rendu de cette séance (*loc. cit.*, nº 1) (1) donne la description suivante :

« Les spéculums sont composés : d'un petit miroir oblong, bien arrondi ; d'une tige droite, formant avec le plan du miroir un angle obtus, variable, par suite de la flexibilité du métal, et d'un manche qui est le prolongement de la tige. »

Peu de temps après, j'ai remplacé la forme oblongue par la forme ovale, et enfin j'y ai joint la forme circulaire.

J'avais déjà fait connaître, dans mon mémoire détaillé (*l. c.*, nº 2) publié en juin 1858, les spéculums représentés dans les figures 4, 5 (II à IV) et 6. Plus tard, j'ai fait construire deux spéculums plus grands (fig. 4 et 5, I).

De même que Liston et Garcia, je me sers d'un miroir

(1) Tous les numéros ainsi disposés renvoient à la bibliographie.

en verre entouré d'un cadre en packfong, aussi mince que possible. Voulant essayer s'il n'était pas possible d'empêcher les miroirs de se refroidir aussi rapidement, j'ai intercalé dans quelques-uns de mes miroirs une couche d'un corps mauvais conducteur de la chaleur, et j'ai choisi, dans ce but, l'asbeste ; mais les expériences comparatives que j'ai faites avec ces miroirs, ne sont pas encore suffisamment nombreuses pour que je puisse juger de la valeur de cette modification (*loc. cit.*, n° 8).

Les dimensions des miroirs que j'emploie, sont variables : elles sont les mêmes que celles des figures ci-jointes.

Fig. 4.

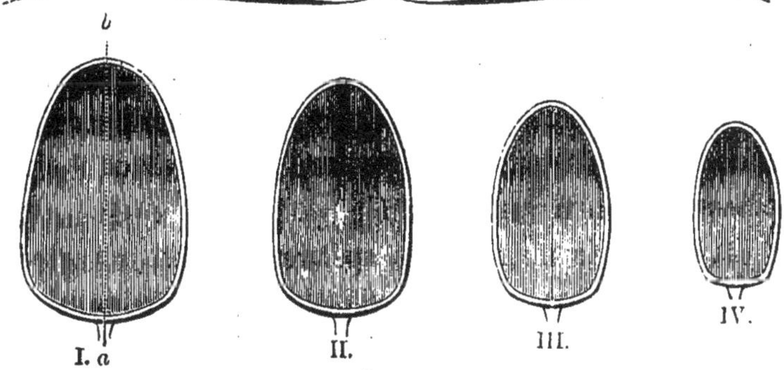

Fig. 5.

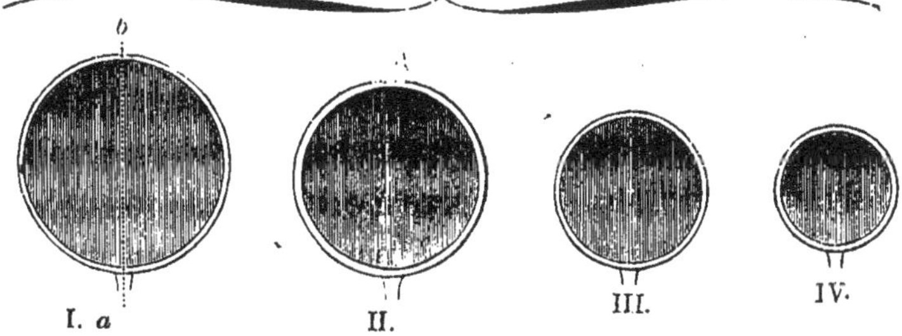

Fig. 4 et 5.—Miroir vu du côté de la surface réfléchissante : *a*, point d'insertion de la tige, ou base du miroir : *b* sommet du miroir : *ab*, axe longitudinal du miroir.

L'axe longitudinal des miroirs ovoïdes varie de 18 à 30 millimètres, leur plus grande largeur varie de 11 à

20 millimètres, les diamètres des miroirs circulaires varient de 13 à 22 millimètres.

Liston et Garcia parlent seulement d'une longue tige, présentant une courbure convenable (a long stalk, a long handle suitably bent) à l'extrémité de laquelle le miroir était fixé.

Mais, pour que le laryngoscope soit d'un bon usage dans la pratique, il faut qu'il ait une tige droite et un manche droit qui soit le prolongement de cette tige, et que la tige soit fixée au miroir sous un angle invariable (angle de jonction) *d'un nombre de degrés déterminé.*

J'ai constaté le premier ces conditions tout à fait essentielles, et je les ai fait connaître, à l'exception toutefois du nombre de degrés de l'angle de jonction, dans la séance de la Société des médecins du 9 avril 1858 : j'en ai de plus fait la démonstration sur les miroirs que j'avais présentés (Bibliographie, n° 1).

La tige et le manche des spéculums doivent surtout être droits, parce que, sans cela, il ne serait pas possible d'exécuter les mouvements rotatoires nécessaires dans la position oblique du miroir (voyez plus loin).

La tige de mes miroirs est en packfong, d'une épaisseur de 2 millimètres au point de jonction de la tige avec le manche, et d'une épaisseur moindre lorsqu'elle atteint l'angle de jonction, de manière à opposer une résistance considérable et de manière à permettre cependant de changer l'angle de jonction, bien que ce soit seulement dans des cas très rares que ce changement soit nécessaire. La longueur de la tige est à peu près de 8 centimètres; le manche est de bois et de la même longueur.

Après avoir fait des expériences comparatives très nombreuses et très précises dans le but de déterminer l'angle de jonction, j'avais, dans mon exposé détaillé du 28 juin 1858 (*loc. cit.*, n° 2), indiqué un angle de 120 à 125 degrés, comme étant le plus convenable. Cet angle est resté, presque sans aucune variation, le même que celui des spéculums présentés dans la séance du 9 avril 1858, et je n'y ai rien changé depuis cette époque, parce que, en me servant de spéculum dont la tige et le miroir étaient réunis sous cet angle, j'ai expérimenté avec succès dans des cas très nombreux : ce n'est que dans des cas excessivement rares que l'on peut avoir besoin de le changer (*loc. cit.*, n° 1).

FIG. 6.

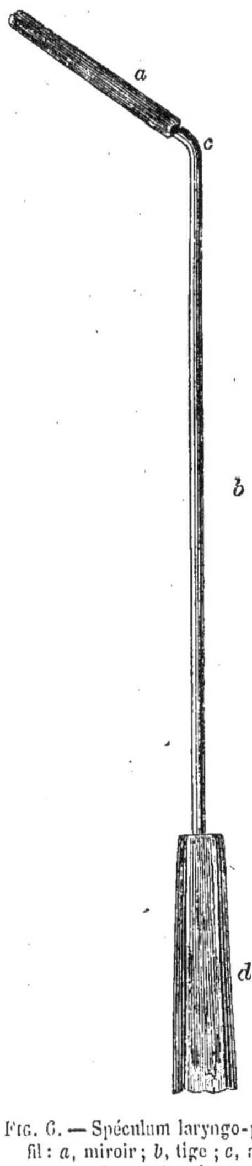

FIG. 7.

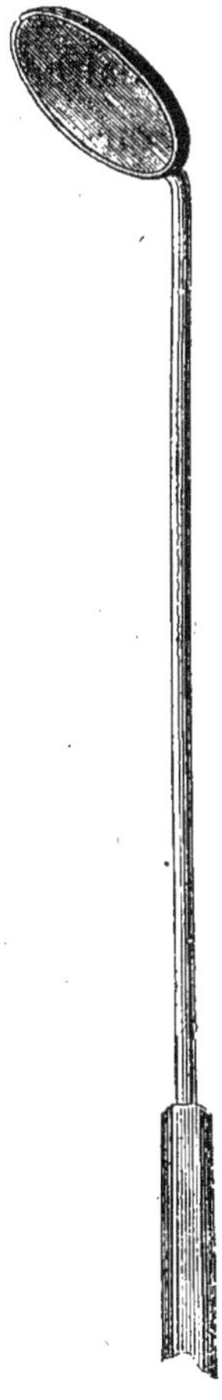

FIG. 6. — Spéculum laryngo-pharyngien vu de profil : *a*, miroir ; *b*, tige ; *c*, angle de jonction de la tige avec le miroir ; dans ce cas, il est de 125 degrés ; *d* manche.
FIG. 7. — Spéculum vu de trois quarts.

En ce qui concerne le choix des miroirs, il est évident que l'on doit employer de préférence les miroirs les plus grands que le malade puisse supporter. Pour les adultes, les miroirs circulaires portant les numéros I et III et les miroirs ovales portant les numéros II et III remplissent parfaitement cette condition : je me sers ordinairement du miroir circulaire n° I ou II. Pour les miroirs les plus petits, on ne les emploie que chez des individus très jeunes, pour explorer la face postérieure des arcades palatines, les amygdales, et pour la rhinoscopie.

Les miroirs de diamètres inférieurs ne déterminent plus un éclairage assez fort pour pouvoir être employés.

(Sabatnek, fabricant d'instruments, et Hauck, mécanicien, à Vienne, ont construit des spéculums d'après mes indications.)

CHAPITRE III.

DU MODE D'EMPLOI DU SPÉCULUM LARYNGO-PHARYNGIEN.

§ 1. — Méthode générale.

1° De la position de la tête (*loc. cit.*, n° 5).

La tête du malade, qui peut être assis ou debout, doit être maintenue droite ou plus ou moins penchée en arrière. (Pour les modifications que doit subir la position de la tête dans certains cas spéciaux d'exploration, elles seront examinées plus loin.) La tête peut rester libre ou être soutenue. M. le docteur Lewin a fait mention d'un appareil qu'il a employé pour fixer la tête dans une position déterminée quelconque. On pourrait, du reste, recommander pour cet usage des appareils semblables aux appuie-tête des photographes. S'il s'agit d'une simple exploration, il est rarement nécessaire de fixer la tête dans une position déterminée.

La fonction du miroir est d'éclairer la partie que l'on veut explorer et d'en réfléchir l'image, ainsi du reste que Garcia l'avait déjà indiqué. Il faut donc que les rayons lumineux qui pénètrent dans la cavité buccale, puissent atteindre la surface réfléchissante du miroir. Ainsi, lorsque, dans l'exploration de l'intérieur du larynx, le miroir est maintenu rapproché de la partie inférieure du voile du palais, de la luette et de la paroi postérieure du pharynx (voy. dans la planche lithographiée, fig. I), ces parties doivent être éclairées antérieurement à l'introduction du miroir, condition très importante, dont l'inobservation est souvent la cause pour laquelle l'exploration ne donne pas de bons résultats. Si, par conséquent, on opère au moyen de la lumière directe du soleil, la position de la tête doit évidemment changer avec la position du soleil : lorsque le soleil est peu élevé sur l'horizon, la tête doit avoir une position plus verticale, tandis que, lorsque le soleil est élevé, la tête doit être rejetée plus en arrière. Il est bon de faire remarquer ici que, lorsque la tête n'est pas fortement rejetée en arrière, l'ombre du bord des dents supérieures doit tomber sur la partie inférieure du voile du palais, de manière que les arcades palatines et la luette soient encore éclairées. A moins que les conditions spéciales de l'exploration ne l'exigent, la tête ne doit, ni subir aucun mouvement de rotation autour de l'axe longitudinal du cou, ni être inclinée latéralement, de manière que la ligne médiane tombe toujours dans la prolongation de celle du tronc. Celui qui n'a pas encore acquis une expérience suffisante et qui n'observe pas cette règle, ne parvient que difficilement à s'orienter : en effet, il se forme des images asymétriques semblables à celles qui se produisent dans les cas de torticolis dans lesquels, surtout lorsque la scoliose des os de la tête vient s'y associer, il existe une véritable inégalité des deux moitiés latérales.

L'expérimentateur qui est, ou bien assis en face du malade sur lequel il doit faire l'exploration, ou bien debout si la tête est fortement inclinée en arrière, règle la position de la tête, avant et après l'introduction du spéculum, par l'action momentanée, mais réitérée, d'une seule main.

2° Position de la langue (*loc. cit.*, n° 1, 2, 5).

Pour obtenir dans la cavité buccale un espace suffisant pour que je puisse y introduire le miroir, je prie le malade sur lequel je veux faire l'exploration, de faire sortir sa langue. Beaucoup d'individus réussissent très facilement à faire sortir leur langue hors de la cavité buccale et à l'aplatir : mais, pour d'autres, il faut leur dire de faire tous leurs efforts pour ouvrir davantage la bouche pendant qu'ils font sortir leur langue : cette ouverture forcée de la bouche est suivie d'une sortie proportionnelle de la langue ; mais il arrive très souvent que le malade roule continuellement sa langue en haut.

D'autres individus font très bien sortir leur langue et l'aplatissent très bien, mais aussitôt que l'on fait entrer le miroir dans la cavité buccale, ils retirent la langue et la soulèvent ; dans ces circonstances, on parvient quelquefois à effectuer un aplatissement suffisant en faisant soutenir à l'individu un son, la voyelle A par exemple, pendant *longtemps* sans interruption, et en le lui faisant recommencer à plusieurs reprises. C'est seulement dans des cas exceptionnels que j'ai réussi à comprimer la langue près de sa base, soit en son milieu, soit d'un seul côté, au moyen de l'index, ou au moyen d'un instrument en forme de spathule treillissée, ou bien au moyen de la spathule coudée proposée pour cela par le docteur Herzfelder. M. le docteur Stoerk (1) a conseillé de faire déprimer la langue par le malade lui-même, en se servant pour cela de deux

(1) *Gazette de la Société des médecins de Vienne*, n° 51, 1858.

de ses doigts enveloppés dans un linge. Il est bon quelquefois de recouvrir, lorsqu'elle est sortie, la langue du malade d'un linge dont il saisit, à proximité de la langue, les deux parties pendantes qu'il tire avec force en bas; mais il arrive souvent que la langue s'échappe. Si on déprime le larynx avec force, il n'est pas possible que la langue s'élève. On ne parvient que très rarement à obtenir ce résultat par la dépression de l'échancrure supérieure de la pomme d'Adam; mais l'emploi de ce procédé dans la pratique ne doit pas être recommandé.

Chez quelques individus, il se présente une difficulté d'un autre ordre. Chez ces individus chez lesquels la langue, lorsqu'elle est suffisamment sortie, prend la forme d'une rigole fortement concave, la simple sortie de la langue, le moindre attouchement, le simple rapprochement de l'instrument suffisent pour provoquer des vomituritions. Si l'on ne réussit pas, en pareil cas, à régler la sortie et l'excavation de la langue, il faut la laisser en repos dans la cavité buccale (voy. plus loin l'usage du pince-langue).

3° De la manière de régler la respiration (*loc. cit.*, 1, 2, 5).

Un grand nombre d'individus interrompent leur respiration au moment de l'introduction du spéculum, et même antérieurement à cette introduction, en sorte que la dyspnée qui survient empêche l'investigation. Pour éviter cet accident, je fais respirer fréquemment le malade pendant plusieurs secondes, et même plus longtemps, la bouche étant maintenue ouverte, et même, si cela est possible, la langue étant maintenue hors de la cavité buccale. Lorsqu'on fait soutenir au malade la voyelle A pendant plusieurs secondes dans le but d'obtenir l'aplatissement de la langue, il faut avoir soin que le malade respire dans les intervalles. Il faut également y veiller pendant l'exploration proprement dite.

4° De l'introduction du spéculum (*loc. cit.*, 2, 5).

On ne doit entreprendre l'introduction du spéculum qu'après les préparatifs que nous venons d'indiquer. Liston prescrivait déjà l'immersion préalable du miroir dans l'eau chaude. Il est bon d'avoir à côté de soi de l'eau très chaude dans des vases fermés. L'immersion momentanée du miroir est nécessaire si l'on veut que la surface miroitante se conserve intacte et ne se ternisse pas. Après avoir séché le miroir, il faut s'assurer qu'il n'est pas trop chaud pour pouvoir être supporté : en effet, sans cette précaution, il se présente des individus qui résistent à l'introduction ultérieure de l'instrument sans indiquer la température trop élevée comme cause de leur résistance. En supposant que la main gauche soit libre, comme cela arrive, par exemple, dans la manière la plus simple d'employer la lumière directe du soleil, on pourra s'en servir pour maintenir la tête du malade pendant qu'on soulève avec le pouce, s'il le faut, la lèvre supérieure et les moustaches. Lorsque, au contraire, il n'est possible de disposer de la main gauche que momentanément, ainsi que cela arrive dans les procédés d'éclairage plus compliqués, je fais soulever la lèvre supérieure, soit par un aide, soit par le malade même soumis à l'investigation au moyen du petit doigt ou du pouce de la main que je fais placer transversalement à la face. J'introduis alors le miroir que je tiens comme une plume avec la main droite à proximité de la commissure gauche des lèvres, en *appuyant sur le menton* la partie dorsale des deux ou trois derniers doigts, disposition presque indispensable pour la réussite des manœuvres suivantes. En même temps que l'on applique la tige du spéculum à la commissure des lèvres, on dirige vers l'arrière-bouche le miroir dont la face réfléchissante est tournée en bas, en le maintenant dans une position presque parallèle au dos de la langue dont on le tient rapproché, jusqu'à ce que son envers soulève la luette et la partie inférieure du voile du palais et atteigne par son sommet la paroi postérieure du pharynx (« introduced with its reflecting surface downwards and carried well into the fauces » Liston). Si l'on n'a pas encore une longue pratique et si les individus sur lesquels on veut faire l'investigation sont très sensibles et craintifs, on doit exécuter cette manœuvre avec assurance, avec calme et avec une extrême lenteur, en y consacrant une minute et même un espace de temps plus prolongé. Si l'on a soin de maintenir la face réfléchissante du miroir parallèle au dos de la langue, le miroir, en se rapprochant de la base de la langue, prend une inclinaison qui se rapproche de la position convenable : c'est seulement alors qu'on l'éloigne du dos de la langue, et que l'on soulève ainsi la luette et le voile du palais.

Chez des individus moins sensibles, on peut avec plus d'habitude et en se servant du pince-langue, faire pénétrer le miroir très rapidement dans l'arrière-bouche, en le tenant plus éloigné de la langue.

La position du spéculum (*loc. cit.*, 1, 2) est oblique sur deux sens : premièrement, son manche est placé dans la commissure gauche des lèvres, tandis que le miroir est rencontré par la ligne médiane du corps ; secondement, il se trouve lui-même dans une position oblique, puisque sa base, par rapport à l'individu soumis à l'investigation, regarde en avant, en haut et en dehors, tandis que son sommet regarde en arrière, en bas et en dedans, ou bien, lorsqu'elle dépasse la ligne médiane, ce qui arrive ordinairement, son sommet regarde le côté opposé à la base et sa surface miroitante est dirigée en bas et en avant. Cette double obliquité, outre qu'elle permet d'inspecter

FIG. 8.

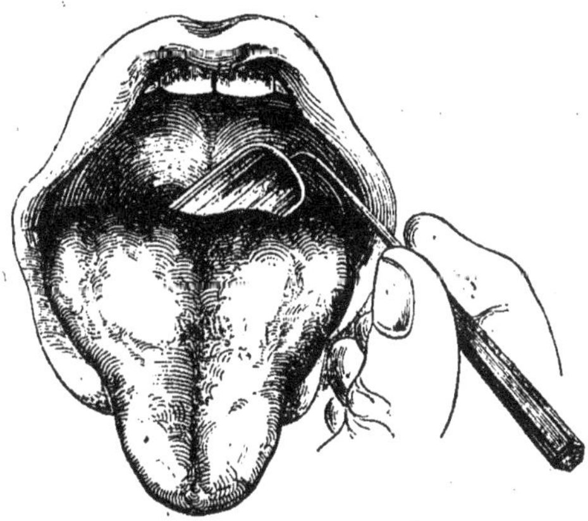

plus librement la cavité buccale, présente le double avantage que, en premier lieu, le miroir, pour être introduit ainsi, exige moins de place, et que, en second lieu, une légère rotation du manche autour de son axe longitudinal et un léger mouvement du miroir peuvent alors faire prendre instantanément à la surface miroitante une position que l'on pourra écarter ou rapprocher à volonté de la verticale.

Ces mouvements rotatoires nous permettent de faire prendre à un miroir dont l'angle de jonction est invariable, les différentes positions que l'on peut vouloir lui assigner.

Pour pouvoir effectuer ces mouvements rotatoires avec facilité et avec sûreté, je tiens le miroir de manière que l'extrémité antérieure du manche en bois se trouve entre les dernières phalanges de l'index et du doigt du milieu, tandis que son extrémité postérieure s'appuie sur les parties molles de l'os métacarpien de l'index. C'est de là que dépend la longueur du manche.

Lorsque je veux introduire le miroir très lentement dans l'arrière-bouche, je le tiens de la même manière, mais comme les individus peu habiles à écrire, avec les phalanges fléchies, de manière que l'extrémité inférieure du manche dépasse la main par derrière. L'extension graduelle des phalanges fléchies fait avancer d'une manière notable le miroir dans la cavité buccale, pourvu que la manœuvre soit exécutée avec assurance et avec beaucoup de lenteur.

La position oblique du miroir n'empêche pas d'obtenir des images droites.

Si la langue est convenablement aplatie et suffisamment sortie de la cavité buccale et s'il n'existe pas une excitabilité très prononcée, on réussit souvent à obtenir en quelques instants une image de la glotte. Mais, ordinairement, l'état de la langue et des diverses parties de l'arrière-bouche oppose de grands obstacles à l'investigation.

Obstacles apportés par la langue. — Si l'on ne réussit pas, ainsi que cela arrive souvent, à obtenir avant l'introduction du miroir, par la méthode que nous venons d'indiquer, une sortie et un aplatissement convenables de la langue, on ne renonce pas pour cela à introduire le miroir ; mais, dans ces circonstances, la surface réfléchissante du miroir se rapproche beaucoup du dos de la langue et il faut avancer très doucement. On parvient très souvent à produire un aplatissement suffisant de la langue en maintenant le miroir dans sa position pendant quelque temps, pendant à peu près une minute, et en faisant prononcer et soutenir la voyelle A ; on doit, dans ce cas, avancer peu à peu sans se préoccuper si le miroir devient impropre à servir à l'exploration par le refroidissement et par la souillure provenant des sécrétions de la cavité buccale : en effet, il s'agit, avant tout, d'habituer le malade à la sensation insolite du miroir et des tentatives réitérées permettent d'atteindre ce but. On pourra, en outre, rassurer le malade en parlant de la beauté des images obtenues et en lui faisant croire que le but désiré est atteint, bien qu'il soit encore loin de l'être.

Chez quelques individus, on parvient à déprimer la langue, lorsqu'elle se soulève, en les invitant à la retirer le plus possible : ils la dépriment ainsi en lui faisant prendre la forme d'une masse asymétrique, et l'investigation réussit ; mais on ne réussit pas ainsi dans tous les cas. Quelquefois, l'investigation réussit mieux lorsque la langue n'est pas sortie que lorsqu'elle est sortie.

Dans quelques cas, on doit, après l'introduction du miroir, déprimer la langue au moyen d'un doigt, d'une spathule ou d'une sonde creuse.

Du reste, l'investigation peut réussir même en présence d'une élévation considérable de la langue. L'introduction du miroir peut alors avoir lieu pendant une inspiration profonde, exécutée rapidement, qui détermine l'élévation du voile du palais, et pendant laquelle on peut parvenir à diriger rapidement le miroir en arrière et à le faire pénétrer même, s'il est besoin, jusqu'à la paroi postérieure du pharynx (*loc. cit.*, 8).

S'il existe une sensibilité très forte, une grande disposition aux vomituritions, il est quelquefois utile d'introduire le miroir avant que la langue soit sortie, et de faire sortir ensuite la langue, mais très lentement. Il faut prévenir les malades pour qu'ils le fassent d'une manière convenable.

Les individus intelligents apprennent quelquefois facilement, lorsqu'on leur présente un miroir, à s'accommoder aux dispositions préalables qui sont nécessaires pour arriver à l'aplatissement convenable de la langue.

Bien que les difficultés très sérieuses, et souvent insurmontables pour celui qui n'est pas habitué aux recherches laryngoscopiques, que la position de la langue oppose à l'exploration du larynx, puissent être écartées plus ou moins complétement dans bien des cas par les manœuvres que nous venons d'exposer, on peut très souvent les surmonter d'une manière beaucoup plus facile et beaucoup plus satisfaisante au moyen d'un instrument de mon invention, auquel j'ai donné le nom de pince-langue (*loc. cit.*, 9, 11, 12). Cet instrument, en forme de tenailles (fig. 9), est destiné à saisir avec ses deux feuilles

FIG. 9.

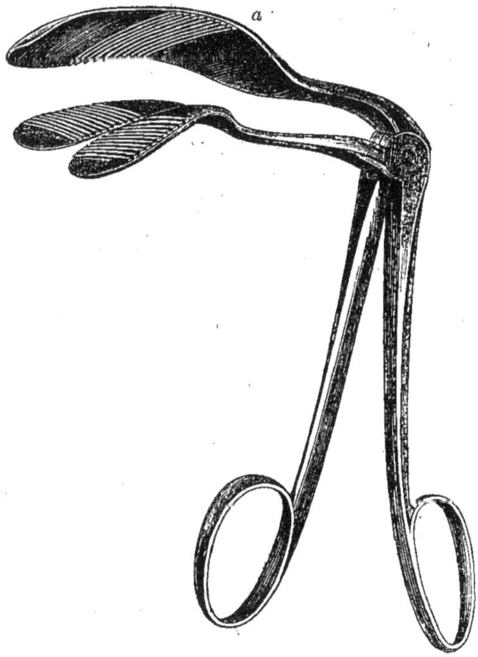

l'extrémité de la langue et une partie du corps même de la langue. La feuille supérieure, qui est pyriforme, est complétement plane dans sa partie moyenne, son extrémité antérieure est au contraire légèrement courbée vers le bas, tandis que son extrémité postérieure *a* l'est fortement.

Je me sers de pince-langue de trois grandeurs, mais ce sont les instruments de grandeur moyenne et les instruments les plus petits que j'emploie le plus souvent. Des instruments d'une seule grandeur ne suffiraient pas. Dans les pince-langue les plus grands, la longueur supérieure (fig. 10, de *a* jusqu'à *b*) est de 8 centimètres et demi ; la plus grande largeur est de 5 centimètres. Dans les plus petits, la longueur est de 7 centimètres et demi et la plus grande largeur de 4 centimètres et demi.

La figure 10 représente la feuille supérieure : la figure 11

Fig. 10.

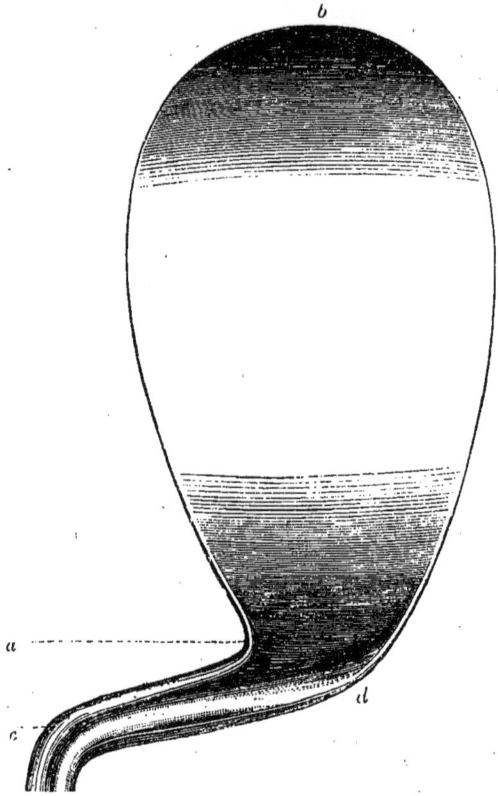

donne l'esquisse non réduite de la feuille inférieure d'un instrument de grandeur moyenne. La feuille inférieure est d'environ un tiers plus courte que la supérieure, mais elle est de la même largeur. Elle présente une échancrure longitudinale destinée à laisser passer le filet de la langue. Les faces des deux feuilles qui sont tournées l'une vers l'autre, sont fortement entaillées : dans la partie médiane, la feuille supérieure présente des entailles transversales ou croisées. La partie de la feuille inférieure qui est entaillée est comprise entre deux parties unies.

FIG. 11.

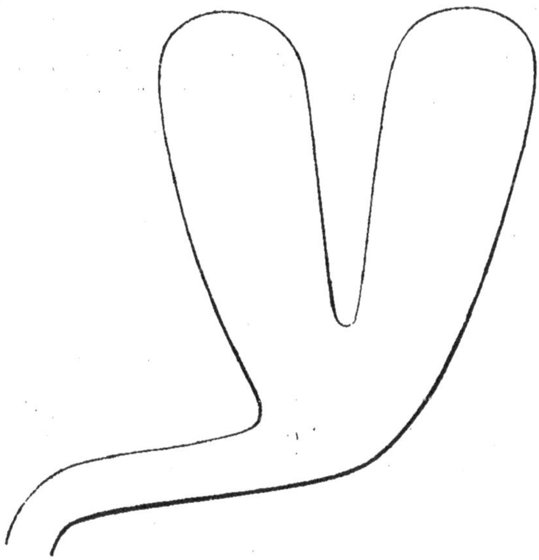

Pour éviter autant que possible l'impression douloureuse que détermine l'application de l'instrument, les bords des deux divisions latérales déterminées dans la feuille inférieure par l'échancrure que nous avons indiquée plus haut, doivent être bien arrondis, à ce point que leurs faces inférieures paraissent même présenter une légère concavité.

Par le même motif, le rapport respectif de la courbure des deux feuilles doit être tel, que, lorsque l'instrument maintient la langue, les parties antérieures des deux feuilles soient plus écartées l'une de l'autre que les parties postérieures. Si, dans la construction de l'instrument, on a négligé de tenir compte de ces dispositions, l'application de l'instrument détermine une sensation douloureuse.

Les bras du pince-langue partent des extrémités postérieures des feuilles avec lesquelles ils forment horizontalement à gauche un angle presque droit, pour se replier (fig. 10, *c*) en arrière sous un angle droit, à leur arrivée au pivot, d'où ils descendent verticalement pour se terminer par deux anneaux.

Le malade étant presque toujours obligé de tenir lui-même cet instrument, j'ai voulu lui rendre plus facile le maintien des feuilles du pince-langue en ligne droite (de devant en arrière) et j'ai fait donner, dans ce but, aux anneaux une position convenable pour que le plan dans lequel ils se trouvent, soit parallèle à la ligne médiane que l'on tirerait dans la longueur des feuilles du pince-langue. Afin de rendre l'emploi de l'instrument plus facile, les anneaux sont éloignés l'un de l'autre. Lorsqu'on veut employer l'instrument, on doit, après avoir séché la face supérieure de la langue que l'on a prié le malade de faire sortir le plus possible, pousser en avant sous le corps de la langue la feuille inférieure de l'instrument que l'on a préalablement eu soin d'ouvrir, sans mettre la feuille supérieure en contact avec le dos de la langue : on peut rendre plus facile l'introduction de la langue entre les deux feuilles ainsi ouvertes, en trempant préalablement la feuille inférieure dans l'eau. On ferme alors le pince-langue rapidement et avec une force considérable : on abaisse son extrémité inférieure (fig. 10, *b*) et l'on déprime ainsi la langue que l'on peut ou laisser dans sa position ou tirer au dehors avec précaution.

La vue de la cavité buccale reste alors entièrement libre par suite de la courbure, tant des bras du pince-langue que de la partie postérieure des feuilles (en *a*, fig. 9), cette dernière courbure ayant surtout pour but d'empêcher que, lorsqu'on abaisse la partie antérieure des feuilles du pince-langue, le point d'insertion du bras qui s'élève en même temps ne vienne dépasser le niveau de la langue.

Il arrive quelquefois que la partie du corps de la langue qui est située en arrière du pince-langue, vient à se bomber. On peut obvier à cet inconvénient en choisissant un instrument plus grand, ou si cela n'est pas possible, en faisant abaisser fortement et lentement l'extrémité antérieure du pince-langue. Si la pression est suffisamment forte, la portion du corps de la langue qui est située en arrière s'abaissera en même temps.

Après avoir disposé convenablement l'instrument, je le remets, ainsi que je l'ai dit plus haut, au malade qui le tient d'une main comme une paire de ciseaux, tandis que, de l'autre main, il soulève sa lèvre supérieure, à moins qu'un aide n'en soit chargé. L'expérimentateur doit, de plus, veiller à ce que l'instrument soit bien maintenu dans la position voulue, et à ce que son extrémité antérieure reste suffisamment abaissée. Il est, en outre, souvent nécessaire d'engager de temps en temps le malade à bien tenir l'instrument continuellement fermé pour que la langue ne s'échappe pas : de même, s'il faut attirer lentement la langue ou la faire sortir, on doit recommander de temps en temps au malade de ne pas l'oublier.

L'attention du malade étant absorbée par la direction du pince-langue, cela présente en même temps l'avantage de le détourner des mouvements du spéculum.

La pression que le pince-langue fait subir à la langue étant répartie sur une grande surface par suite de la grande dimension des feuilles, cet instrument, pourvu qu'il soit bien construit et manié avec adresse, ne détermine pas de sensation douloureuse, ou n'en détermine qu'une excessivement faible.

Les avantages que présente l'emploi du pince-langue, sont :

1° D'ouvrir à l'inspection un champ très considérable qui est limité par le corps de la langue et le voile du palais qui, malgré la nécessité où l'on se trouve de soulever partiellement la langue au-dessus du bord des dents inférieures, prend, par l'abaissement de la partie antérieure des feuilles du pince-langue, une disposition convenable pour l'exploration.

2° De déterminer souvent une sortie de la langue plus forte que celle qui aurait lieu autrement. Par cela même, le dos de la langue s'éloigne quelquefois davantage de l'épiglotte; quelquefois, cette dernière s'élève un peu (*loc. cit.*, 1), ce qui permet d'inspecter plus librement l'intérieur du larynx. On doit observer ici que, lorsqu'on est arrivé à l'inspection des parties situées profondément dans l'intérieur du larynx, il est bon de tirer lentement la langue en avant ou de la faire sortir, bien qu'elle se trouve entre les feuilles du pince-langue. S'il existe une tendance aux vomituritions, on doit, ainsi que nous l'avons dit plus haut, conseiller au malade de ne tirer la langue en avant et de ne la faire sortir qu'avec une excessive lenteur.

3° D'obvier instantanément aux mouvements inopportuns de la langue.

Il se présente des cas où l'on parvient à apaiser les vomituritions en employant le pince-langue avec les ménagements et les précautions convenables ; mais il en existe d'autres dans lesquels une sensibilité excessive ne permet pas l'emploi de cet instrument. J'ai observé quelquefois une production de toux comme action réflexe déterminée par l'emploi du pince-langue.

4° D'augmenter, dans un grand nombre de cas, la perfection et la netteté des images réfléchies (voy. plus loin).

En général, l'investigation laryngoscopique devient beaucoup plus facile et beaucoup plus parfaite au moyen du pince-langue, en sorte que je ne saurais trop en recommander l'emploi. A l'aide de cet instrument, les difficultés que nous avons indiquées plus haut, peuvent être surmontées d'une manière plus facile et plus expéditive que par les manœuvres que j'avais proposées antérieurement (*loc. cit.*, 2, 5) et dont je n'ai parlé ici que pour faire mieux connaître à l'expérimentateur le champ sur lequel il doit opérer, et pour le mettre à même d'agir lorsque l'emploi du pince-langue ne peut pas être supporté par le malade ou lorsque l'expérimentateur n'a pas cet instrument à sa disposition.

Cet instrument pourra du reste, à notre avis, s'adapter à d'autres usages que celui que nous lui assignons dans les explorations laryngoscopiques, et pourra surtout être utilisé en chirurgie (1).

Obstacles apportés par les parties du gosier. — L'isthme du pharynx présente souvent une sensibilité si grande que le miroir, en arrivant dans cette région, détermine des vomituritions plus ou moins violentes, et provoque même quelquefois des accès de toux. Lors même que ces accidents n'atteignent pas un degré assez prononcé pour que l'investigation doive être interrompue, les vomituritions présentent toujours un inconvénient sérieux. J'ai notamment fait l'observation que les parties latérales de l'épiglotte se courbent fortement en dedans et se rapprochent l'une de l'autre, ce qui a lieu, ainsi que je l'ai observé dans un cas, concurremment avec le rapprochement respectif des cordes vocales, en sorte que l'épiglotte prend la forme d'une trompe étroite (comme dans la fig. 23) : l'inspection de la glotte devient alors impossible.

L'irritabilité des diverses parties de l'isthme du pharynx pouvant, d'après mes observations, varier suivant les différents individus, il faut, afin de pouvoir modifier convenablement le mode ultérieur de procéder, tâcher de reconnaître le plus rapidement possible quelles sont, dans un cas donné, les parties les plus irritables, puisque le séjour prolongé de l'instrument dans l'isthme du pharynx en augmente l'irritabilité à un point tel que l'on est obligé de suspendre l'investigation. En pareil cas, les malades eux-mêmes peuvent donner d'excellents renseignements :

(1) Thürrigl, fabricant d'instruments de chirurgie, à Vienne (Alsergrund, 205), construit, d'après mes indications, des pince-langue du prix de 4 florins et demi, val. autrich.

en effet, si on le leur demande, ils indiquent quelquefois d'une manière précise si les vomituritions ont été déterminées parce que le miroir était dirigé trop haut, trop bas ou trop en arrière. Dans le cas d'une irritabilité excessive du voile du palais, je choisis le plus souvent des miroirs oblongs que j'ai soin de ne pas diriger trop haut; dans le cas d'une irritabilité excessive des parties latérales et de la partie inférieure de l'isthme du pharynx, j'emploie un miroir rond que j'applique contre le palais. Si toute la périphérie de l'isthme du pharynx est également irritable, ou si l'excessive irritabilité coïncide avec un petit diamètre des parties, comme cela a lieu chez les personnes très jeunes, il faut se servir de miroirs plus petits.

Dans le cas d'irritabilité prononcée des parties du gosier, le pince-langue rend souvent de bons services, et on parvient souvent au but désiré en imprimant d'une main ferme au spéculum, pour le faire pénétrer dans l'intérieur de la cavité buccale, un mouvement excessivement lent, presque imperceptible, et en s'arrêtant de temps en temps : ce procédé est du reste impraticable dans quelques cas. Mais, même alors, on pourra quelquefois, en poussant rapidement le miroir au hasard vers la paroi postérieure de la cavité pharyngo-nasale, apercevoir momentanément, et par suite imparfaitement, l'épiglotte et quelquefois même la glotte.

Dans ces derniers temps, même dans le cas d'une irritabilité excessive des parties du gosier, je suis arrivé à mon but en faisant exécuter aux malades, à partir du moment de l'introduction du spéculum, une suite non interrompue d'inspirations et d'expirations rapides et profondes. Par ce procédé, les vomiturition ont été interrompues pendant assez longtemps pour que j'aie pu apercevoir les cordes vocales.

La paroi postérieure de la cavité pharyngo-nasale peut être, du reste, si irritable, que le moindre attouchement détermine des vomiturition, ou, ce qui paraît se présenter plus fréquemment, provoque la toux. L'impossibilité où l'on pourrait se trouver de faire pénétrer le miroir en arrière, ne doit pas être considérée comme un obstacle insurmontable à l'investigation. Mais si l'état de la paroi postérieure de la cavité pharyngo-nasale et les autres circonstances le permettent, il est en général avantageux de faire pénétrer le miroir en arrière assez loin pour que son sommet puisse s'appuyer sur la paroi postérieure de la cavité pharyngo-nasale.

Dans un très grand nombre de cas, l'investigation réussit très rapidement sans provoquer ni vomiturition, ni accès de toux.

Une forte tension du voile du palais oppose quelquefois à la marche du miroir une résistance que l'on ne peut vaincre qu'avec de puissants efforts. On y arrive naturellement avec beaucoup plus de facilité en employant un miroir plus petit; en pareil cas, je choisis le plus souvent un petit miroir rond.

Parmi les circonstances qui, en restreignant le champ de l'investigation, la rendent plus difficile, on doit mentionner l'hypertrophie des amygdales. Dans quelques cas d'hypertrophie des amygdales, j'ai atteint le but en introduisant entre les amygdales, suivant la dimension du gosier, un miroir oblong de dimension moyenne, ou de la dimension la plus petite, ou bien un miroir de forme circulaire. Chez un malade affecté d'une hypertrophie très prononcée des amygdales, chez lequel des vomituritions réitérées déterminaient un rapprochement très fâcheux des amygdales, j'ai obtenu, en le faisant rire pendant l'investigation (*loc. cit.*, 2), un écartement permanent des amygdales, ce qui m'a permis d'apercevoir parfaitement la glotte.

On peut éviter très facilement la chute de la luette devant la surface réfléchissante du miroir, en employant des miroirs suffisamment grands.

La présence d'un abcès ou d'une tumeur quelconque à la paroi postérieure de la cavité pharyngo-nasale peut constituer un obstacle mécanique à l'investigation laryngoscopique.

Dans un des cas que j'ai observés, l'investigation n'a pas pu avoir lieu à cause de la courbure excessivement prononcée du cou de l'individu qui y était soumis.

Il est quelquefois nécessaire de faire gargariser le gosier du malade pour en faire sortir les sécrétions surabondantes qui s'y trouvent.

L'investigation peut en outre être empêchée par le rétrécissement de *l'orifice buccal*, par des ulcères, par des cicatrices à la commissure des lèvres, etc. Dans les cas de ce genre, on peut se servir avec succès de spathules coudées (voy. précédemment) que le malade peut tenir lui-même.

5° Surveillance continuelle du malade.

J'appelle l'attention du lecteur sur ce point parce qu'il est essentiel dans un grand nombre de cas compliqués, et parce que les médecins inexpérimentés, en le négligeant, risquent d'éprouver un échec. Pendant toute la durée de l'exploration, il faut surveiller la respiration du malade, l'engager continuellement à respirer, à déprimer sa langue en l'absence du pince-langue, etc. En outre, il faut le dominer, tantôt en lui en imposant, tantôt en le rassurant, tantôt en l'amusant. D'autre part, il est du devoir de l'expérimentateur de veiller à ce que la tête soit bien dans une position convenable : il doit bien faire attention à l'état de l'arrière-bouche et à la position du miroir : il doit en outre bien régler l'éclairage artificiel, s'il y a lieu. C'est l'absence de calme et de circonspection qui fait échouer les individus inexpérimentés.

§ II. — Mode spécial d'application à chaque cas particulier.

Il est nécessaire, par une orientation préalable, de bien se rendre compte de la position respective de chaque partie : la planche lithographiée qui est jointe à cet ouvrage et la figure 12 que nous donnons ci-après, pourront servir à cette orientation préalable.

En allant d'avant en arrière, on peut voir successivement les parties suivantes (*loc. cit.*, 2).

Les parties qui, dans l'investigation au moyen du laryngoscope, se présentent les premières, sont la *base de la langue* et la *face antérieure de l'épiglotte*. Si l'épiglotte se trouve assez éloignée de la base de la langue et si le ma-

FIG. 12.

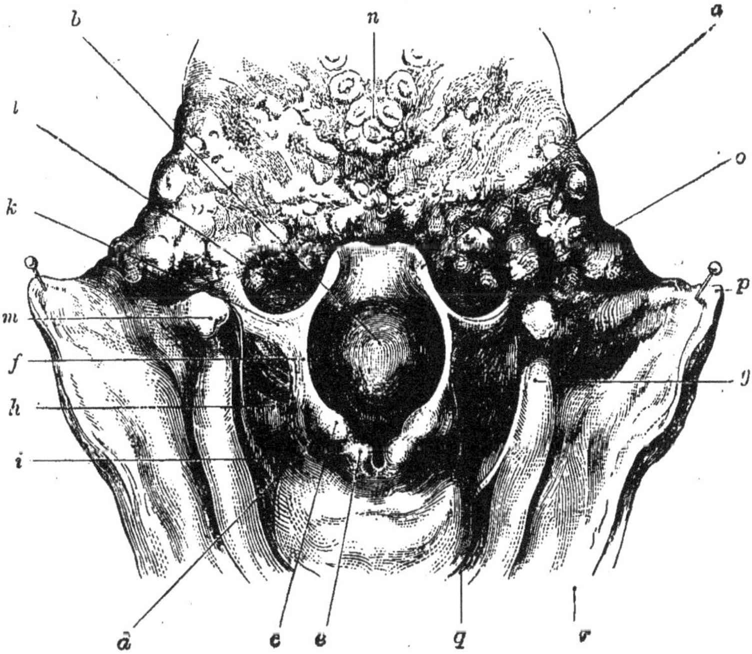

FIG. 12. — Larynx vu par derrière : *a*, bord libre de l'épiglotte ; *b*, portion de la face postérieure de l'épiglotte (éminence de Santorini) ; *c*, cartilage de Wrisberg ; *d*, cartilage aryténoïde ; *e*, cartilage de Santorini couronnant le sommet du cartilage aryténoïde ; *f*, ligament ary-épiglottique ; *g*, corne supérieure du cartilage thyroïde ; *h*, *i*, face intérieure de la partie plane gauche du thyroïde, d'une couleur jaunâtre par transparence, composant avec les replis de la muqueuse qui est au-dessus d'elle la paroi extérieure d'une petite cavité dont la paroi intérieure est formée par le cartilage aryténoïde, par une portion du cartilage cricoïde et du ligament ary-épiglottique ; *k*, ligament glosso-épiglottique latéral ; *l*, *m*, os hyoïde ; *n*, papilles mamelonnées de la langue ; *o*, *p*, *q*, *r*, paroi latérale droite et portion droite de la paroi postérieure de l'œsophage ouvert suivant la ligne médiane.

lade a pu faire sortir et déprimer la langue suffisamment, ou si l'on est arrivé au même résultat au moyen du pince-langue, on peut voir de face ou à peu près les parties indiquées, ainsi que les trois ligaments glosso-épiglottiques, en appliquant l'un des deux grands miroirs contre la voûte palatine à peu près à la naissance du voile du palais, de manière que la face réfléchissante soit tournée en bas et en avant, et se rapproche plus de la position horizontale que de la position verticale.

L'épiglotte se trouve cependant assez fréquemment plus rapprochée qu'à l'ordinaire du dos de la langue : son bord supérieur libre se replie surtout au milieu (planche lithographiée, fig. I). En pareille circonstance, la portion de l'épiglotte qui est la plus éloignée du dos de la langue, ne s'élève pas, même pour une sortie et un aplatissement très marqués de la langue.

Dans les cas de ce genre, on peut éloigner l'épiglotte du dos de la langue en déplaçant l'os hyoïde (*q*) en arrière et en haut (voy. plus loin) : on arrivera ainsi à pouvoir apercevoir les deux parties que l'on désirait voir. Avant d'avoir imaginé ce mode de procéder, j'ai obtenu la vue de ces parties en engageant le malade à murmurer la voyelle I, en sifflant, en ayant soin de s'arrêter au moment de l'émettre, en même temps qu'il fait sortir la langue et qu'il fait des efforts concentriques des parois abdominales analogues à ceux que l'on fait pour la déposition des matières fécales, avec occlusion partielle ou totale de la glotte (nixus) ou même sans ces efforts, ou bien, si le malade était assez intelligent, en l'engageant à faire seulement des tentatives réitérées d'émission du son indiqué.

En procédant ainsi, la partie postérieure de la langue s'abaisse fortement et l'épiglotte parvient quelquefois ainsi à s'éloigner de la base de la langue suffisamment pour que l'on puisse voir leur angle de jonction (*c*).

Il ne s'agit, je le répète, que d'émettre la voyelle I en sifflant; en effet, la partie postérieure de la langue ne s'abaisse qu'au moment où le larynx commence à former ce son. Si l'on fait émettre cette voyelle moins brièvement et sans siffler, le corps de la langue se soulève fortement. Lorsque la langue ne se soulève que faiblement, on peut la déprimer facilement avec le doigt, et comme, pour cela, on applique le doigt seulement sur la partie antérieure de la langue, on peut le faire sans craindre de provoquer des vomituritions. Par le procédé que je viens d'exposer, on n'obtient généralement pas sur-le-champ le résultat désiré. C'est quelquefois la toux et les vomituritions qui sont la cause déterminante du bon résultat.

La base de la langue et la face antérieure de l'épiglotte peuvent être aperçues, même lorsqu'on pousse davantage le miroir en arrière.

C'est au moyen de cette manœuvre que l'on peut apercevoir le bord supérieur libre de l'épiglotte plus en arrière.

En poussant davantage le miroir en arrière, on voit au-dessous de ce bord libre de l'épiglotte (fig. 13), l'extrémité supérieure de la paroi postérieure du larynx ou les cartilages de Santonini avec la paroi postérieure du pharynx.

FIG. 13.

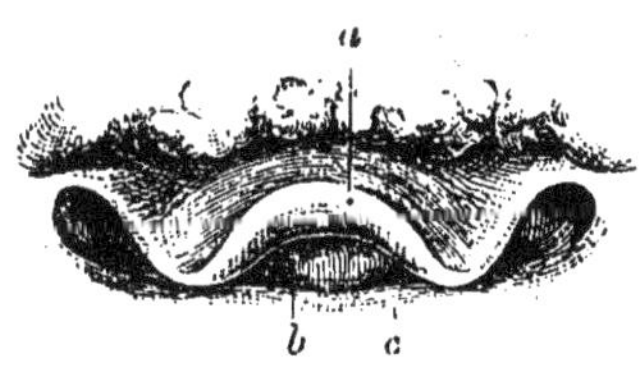

FIG. 13. — *a*, bord replié de l'épiglotte; *b*, cartilage de Santorini (côté droit); *c*, paroi postérieure du pharynx.

Si on pousse le miroir plus en arrière, la surface réfléchissante se rapprochant davantage de la position verticale, on aperçoit l'intérieur du larynx et on obtient des images analogues à celles que représente la figure 14, dans lesquelles on reconnaît *les cartilages aryténoïdes et les cartilages de Santorini* aux mouvements énergiques qui se produisent au moment de l'ouverture ou de l'occlusion de la glotte, dans les accès de toux peu prolongés, etc.

FIG. 14.

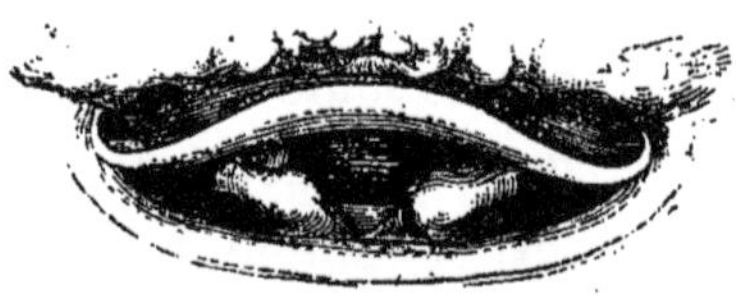

En pareil cas, le miroir doit être placé dans la position *aa'* (fig. I, planche lithographiée) ; mais il est nécessaire de rappeler ici que sur l'individu vivant, l'épiglotte paraît moins fortement rejetée en arrière et que l'intérieur du larynx est, par suite, plus découvert que cela n'a lieu dans les figures I et II de la planche lithographiée, qui ont été prises sur le cadavre : j'ai pu du moins constater le fait dans plusieurs observations laryngoscopiques faites sur des cadavres.

La perpendiculaire *a''v* élevée au centre du miroir représentant la normale au point d'incidence, le rayon lumineux *Oa''* sera réfléchi dans la direction de *a* et de *f* et éclairera ces parties, puisque l'angle *Oa''v* doit être égal à l'angle de réflexion *fa''v*. Mais en même temps (Garcia) l'image de la partie éclairée *f* arrive à l'œil qui se trouve en *O* ; en effet, les rayons qui, partant de *f*, suivent la direction *fa''* pour se rendre en *a''*, sont réfléchis dans la direction *a''O*. L'image apparaîtra donc en arrière du miroir dans la direction de la ligne *Oa''x*.

Si on donne au miroir une position encore plus verticale et si l'on pousse plus en arrière, ou si on le pousse en arrière et en haut, l'épiglotte, dans l'image qui se produit dans le miroir, s'éloigne de plus en plus des cartilages aryténoïdes, et on peut apercevoir tout à coup une grande portion de *la glotte* qu'un individu inexpérimenté peut facilement reconnaître s'il a soin de faire émettre au malade la voyelle A, ou s'il l'engage à tousser légèrement ou à rire. ββ'' (planche lithographiée, fig. I) représente à peu près une pareille disposition du miroir dans laquelle on peut, sinon sur le cadavre à cause de l'affaissement de l'épiglotte en arrière, du moins sur le vivant, obtenir une image réfléchie comme celle qui est représentée figure 16.

Afin que l'on puisse se rendre plus facilement compte de la disposition relative des parties soumises à l'exploration et de leur image, j'ai représenté dans la figure 15 une portion de la langue et de l'intérieur du larynx dans la position même où se trouvent ces parties chez un individu que l'on suppose placé en face du lecteur. Si, par conséquent, le lecteur regarde la figure 15 au moyen d'un miroir qui lui fait face et qui est légèrement incliné vers le sol, il est dans la même position où il se trouverait s'il explorait au moyen du laryngoscope l'intérieur du larynx d'un individu placé en face de lui : dans les deux cas, il obtient une image pareille à celle représentée figure 16.

Dans le miroir, les images paraissent naturellement renversées : ce qui est à droite dans la partie soumise à l'exploration, se trouve à gauche dans l'image. Malgré cela, celui qui n'a pas l'habitude de ce genre de recherches s'orientera facilement s'il n'oublie pas que les parties de l'image réfléchie se trouvent toujours du même côté de l'observateur que les parties dont elles sont la copie. Ce

FIG. 15.

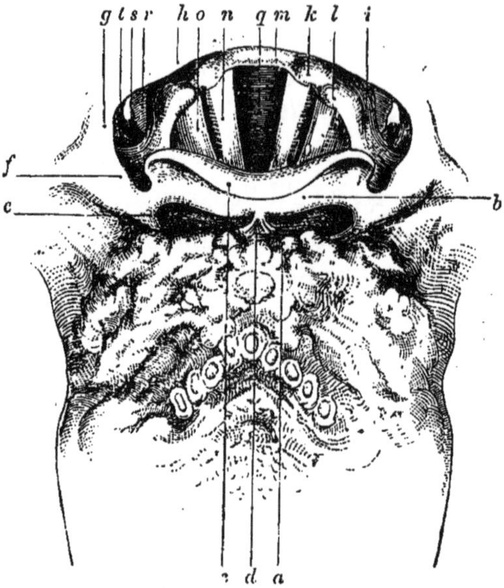

FIG. 16.

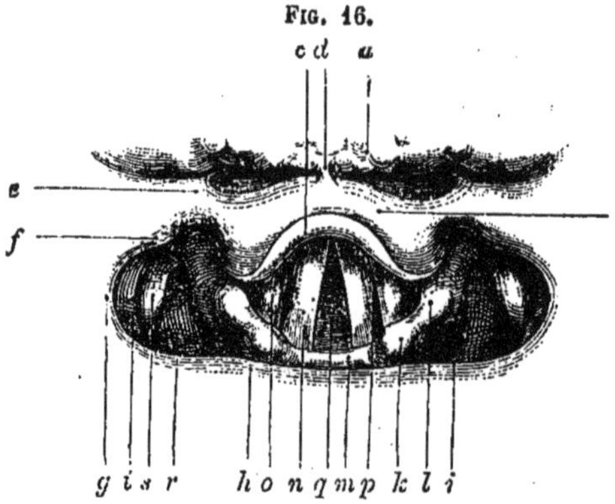

FIG. 15 et 16. — *a*, base de la langue ; *b*, face antérieure de l'épiglotte ; *c*, bord de l'épiglotte se repliant sur l'épiglotte ; *d*, ligament glosso-épiglottique médian, présentant de chaque côté la cavité glosso-épiglottique ; *e*, ligament glosso-épiglottique droit ; *f*, grande corne du côté droit de l'os hyoïde ; *g*, paroi droite du pharynx ; *h*, paroi postérieure du pharynx ; *i*, cartilage aryténoïde ; *k*, cartilage de Santorini couronnant le sommet du précédent ; *l*, cartilage de Wrisberg ; *m*, bord supérieur de la paroi postérieure du larynx (muscles transverses) ; *n*, corde vocale inférieure droite ; *o*, corde vocale supérieure droite ; *p*, orifice du ventricule gauche de Morgagni ; *q*, glotte, et à sa base, la paroi antérieure du larynx ; *r*, surface plane du cartilage thyroïde, de couleur jaunâtre par transparence, formant avec les replis de la muqueuse *st* située au-dessus de lui, la paroi extérieure d'une petite cavité, paroi dont le prolongement forme la paroi extérieure *g* du pharynx, tandis que la paroi intérieure de cette cavité est formée par le cartilage aryténoïde et le ligament ary-épiglottique.

qui se trouve conséquemment à gauche de l'observateur, se reproduit dans le miroir à la gauche de l'observateur.

L'œil droit et le côté droit du larynx se trouvant à la gauche de l'observateur, l'image réfléchie de la partie droite du larynx se trouvera aussi à la gauche de l'observateur. Mais on ne doit pas s'imaginer que, en regardant dans le miroir l'image réfléchie ou le dessin de cette image que je donne dans la figure 16, on voit le larynx par derrière et par en haut tel qu'il est représenté dans la figure 12. En considérant l'état des parties à ce point de vue, ce qui serait à droite, serait supposé être à gauche.

L'image réflechie est également renversée sous un autre rapport, puisque, pour une inclinaison moyenne du laryngoscope, tout ce qui dans l'arrière-bouche est réellement en arrière, se trouve placé en bas dans le miroir, tandis que ce qui est en avant, se trouve en haut dans le miroir, comme cela a lieu, dans la figure 18, pour l'angle antérieur de la glotte qui se cache encore sous l'épiglotte. Si l'on fait prendre au miroir une position qui se rapproche davantage de la position horizontale, l'angle antérieur de la glotte paraît dans le miroir plus en avant : si l'on fait prendre au miroir une position qui se rapproche davantage de la position verticale, l'angle antérieur de la glotte paraît dans le miroir plus en arrière.

De prime abord, on ne voit que la partie postérieure de la glotte. Pour voir aussi son *angle antérieur* et les *extrémités antérieures des cordes vocales*, résultat que j'ai réussi à obtenir le premier (*loc. cit.*, 2), *il faut pousser le miroir plus en arrière et*, *en même temps*, *faire prendre au miroir une position qui se rapproche davantage de la verticale*, ce que l'on peut réaliser, ainsi que je l'ai fait remarquer plus haut, par une légère rotation du manche. Je rappelle à dessein l'attention du lecteur sur ces déplacements du miroir que j'ai déjà recommandés avec raison à plusieurs reprises, et au moyen desquels les parties situées plus en arrière et plus en bas viennent successivement se présenter aux rayons visuels, parce que les individus inexpérimentés ne réussissent pas facilement à les exécuter et qu'ils n'y songent même pas, mais qu'ils essayent d'arriver au but par des mouvements exécutés au hasard, qui ne peuvent produire aucun résultat utile.

Lorsque, la langue étant encore retirée dans la cavité buccale, on n'a pu voir que la portion postérieure de la glotte, l'angle antérieur de la glotte apparaît quelquefois tout à coup dès qu'on fait sortir la langue.

FIG. 17.

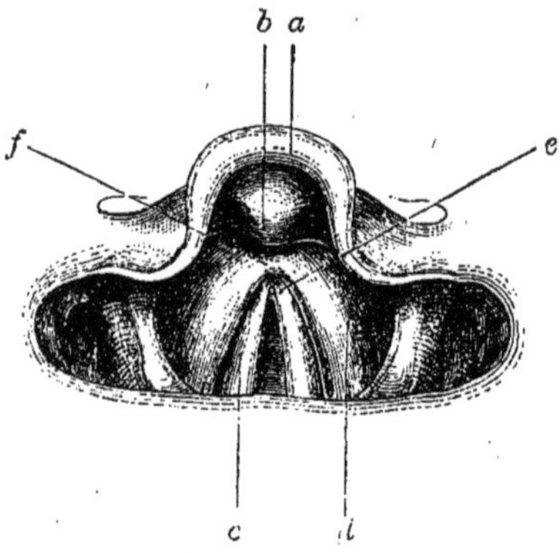

FIG. 17. — Image réfléchie de l'angle antérieur de la glotte et de la face postérieure de l'épiglotte : *a*, bord replié de l'épiglotte ; *b*, éminence de Santorini faisant partie de la face postérieure de l'épiglotte qui, dans certaines circonstances, se bombe en arrière ; *c*, corde vocale inférieure droite ; *d*, corde vocale supérieure gauche ; *e*, angle antérieur de la glotte ; *f*, intervalle qui existe entre cet angle et la face postérieure de l'épiglotte.

Les *cordes vocales inférieures* se reconnaissent facilement à leur couleur blanche et brillante qui ressemble à celle des tendons, et à leurs bords nettement tranchés. Elles font saillie suivant la ligne médiane lorsqu'on fait prononcer au malade la voyelle A, ou émettre un son bref ou long, ou lorsqu'on lui fait faire un effort concentrique des parois abdominales avec occlusion totale ou partielle de la glotte (*nixus*), ou lorsqu'on l'engage à tousser légèrement. Lorsqu'on lui fait soutenir pendant quelque temps la voyelle A, les cordes vocales inférieures se rapprochent considérablement et vibrent dans toute leur longueur. (Garcia.)

On peut ainsi s'assurer en même temps si les cordes vocales fonctionnent régulièrement.

En dehors et au-dessus de ces cordes vocales inférieures, que l'on désigne généralement sous le nom de *cordes vocales vraies*, se trouvent les *cordes vocales supérieures*, que, par opposition avec les précédentes, on désigne sous le nom de *cordes vocales fausses*. Elles sont d'un rouge pâle, et se distinguent déjà des cordes vocales inférieures par leur couleur seule. On peut les voir sur une plus grande étendue, en faisant faire au malade le *nixus* ou, ce qu'on effectue avec plus de facilité, en le faisant tousser légèrement.

Par ce procédé, on peut quelquefois les faire rapprocher au point d'obtenir leur contact.

FIG. 18.

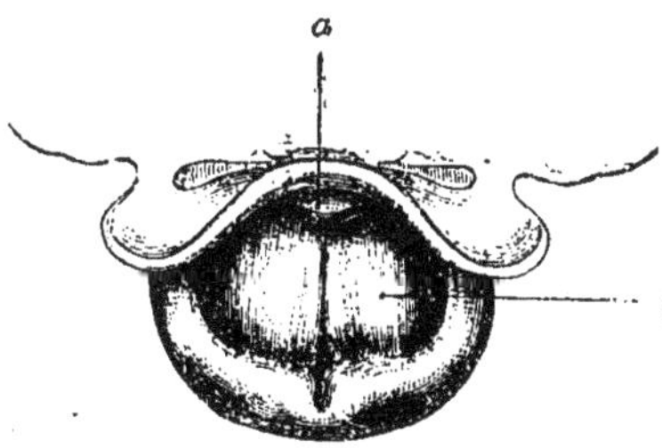

FIG. 18. — *a*, éminence de Santorini ; *b*, corde vocale supérieure gauche qui, à part une petite partie de son extrémité postérieure, se réunit à celle du côté droit et recouvre ainsi les cordes vocales inférieures, en exceptant toutefois la petite ouverture dont nous venons de parler.

La figure 18 représente l'occlusion de la glotte qui se produit pendant le nixus, telle qu'elle a lieu pour une introduction convenable du miroir. L'examen de cette figure nous apprend que les cordes vocales inférieures et supérieures suffisent seules pour l'effectuer. Pendant les mouvements qui ont lieu dans la déglutition, la glotte est fermée par les cordes vocales, ainsi que j'ai pu m'en assurer le premier au moyen du laryngoscope (1).

Entre les cordes vocales inférieures et supérieures apparaissent sous la forme de fentes longitudinales les orifices des ventricules de Morgagni. En poussant le laryngoscope suffisamment en arrière et en faisant prendre à sa face réfléchissante une position qui se rapproche suffisamment de la verticale, on parvient quelquefois, la tête étant dans une position droite, à voir *l'angle* antérieur de la glotte. Mais souvent pour voir *l'angle antérieur de la glotte* ou la *face postérieure et inférieure de l'épiglotte* (fig. 17), il est nécessaire de faire pencher au malade la tête en arrière, surtout lorsque l'épiglotte s'écarte plus de la base de la langue, de manière à se trouver plus en arrière et plus en bas, situation représentée dans la figure 19.

FIG. 19.

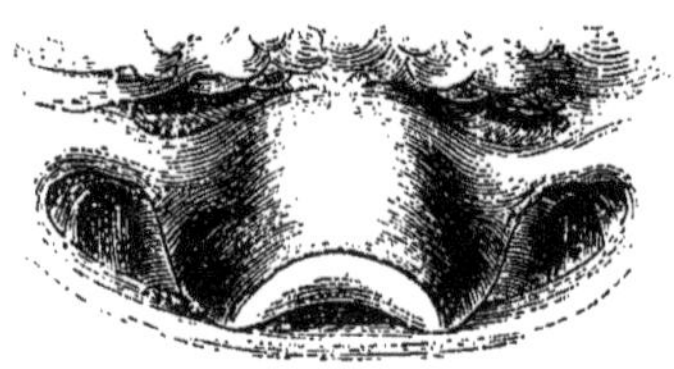

Pour concevoir la raison de ce qui se passe ici, il faut se rendre compte de quelques changements qui surviennent dans la situation relative des parties soumises à l'expérience lorsque la tête passe de la position droite représentée dans la planche lithographiée (fig. I), à la position d'inclinaison en arrière. Une inclinaison de la tête en arrière, poussée à l'extrême, est représentée dans la figure II.

Comme l'*inclinaison de la tête en arrière* est accompagnée d'une rotation du crâne autour d'un axe horizontal,

(1) *Wiener med. Wochensch*, n° 16, 17 avril 1858.

se dirigeant de droite à gauche inférieurement au grand trou occipital, la portion supérieure de la paroi postérieure du pharynx, à la formation de laquelle contribue l'os basilaire (*Ob*, fig. I), doit être rejetée en arrière : il doit en être de même de la portion de la paroi postérieure du pharynx à la formation de laquelle concourent la deuxième et la troisième vertèbre cervicale : en effet, l'inclinaison de la tête en arrière est toujours associée avec une inclinaison pareille de la portion supérieure de la partie cervicale de la colonne vertébrale.

La voûte osseuse du palais passe de sa position à peu près horizontale à une position plus rapprochée de la verticale ; le voile du palais et, en même temps, la luette s'écartent davantage de la paroi postérieure du pharynx, écartement que la grande variabilité des cas n'a pas permis de représenter exactement dans les deux figures de la planche lithographiée, mais que l'on pourra facilement reconnaître dans les expériences faites sur une seule et même moitié de la tête.

Le larynx s'élève considérablement (dans le cas actuel, l'élévation est de la hauteur d'une vertèbre), et l'os hyoïde s'élève encore davantage, quelle que soit la manière dont l'inclinaison de la tête en arrière est opérée, que la bouche soit fermée ou qu'elle soit ouverte.

En même temps que les branches verticales de la mâchoire inférieure, la base de la langue et la portion supérieure du larynx, c'est-à-dire les cartilages de Santorini, les ligaments ary-épiglottiques, s'éloignent de la paroi postérieure du pharynx ; l'angle antérieur de la glotte subit en même temps une élévation qui est relativement plus forte, de sorte que la glotte prend une position moins horizontale. La partie du larynx située au-dessus de la glotte (l'orifice) s'incline en arrière, en sorte que l'angle formé par son axe avec l'axe de la partie du larynx située au-dessous de la glotte et de la trachée, devient moins obtus qu'il ne l'est dans la position droite de la tête (*loc. cit.*, 13).

Comme la face postérieure de l'épiglotte regarde en arrière, et comme l'angle antérieur de la glotte se trouve à peu près dans son prolongement, on pourra les voir d'autant plus facilement que le miroir sera appliqué plus en arrière, que la position relative de la face réfléchissante du miroir et celle de la face postérieure de l'épiglotte se rapprocheront plus du parallélisme, c'est-à-dire que l'angle formé par le miroir avec la face postérieure de l'épiglotte sera plus aigu, et que l'on réussira à pousser le miroir plus en bas. En général, l'inclinaison de la tête en arrière répond mieux que la position droite à ces trois conditions : elle n'y répond cependant pas à un point aussi marqué qu'on pourrait le penser par la comparaison superficielle des sections longitudinales correspondantes.

En ce qui concerne les deux premières conditions, on doit remarquer que, pour une forte inclinaison de la tête en arrière, le miroir peut être poussé plus facilement en arrière de l'épiglotte, et que sa face réfléchissante peut prendre, sans que les rayons lumineux soient interceptés, une position qui se rapproche de la position verticale plus que cela n'est possible dans la position droite de la tête : mais ces avantages sont contrebalancés par l'inclinaison en arrière et en bas qu'éprouve alors l'épiglotte, et qui coïncide avec le déplacement en arrière qu'éprouve la portion supérieure de la paroi postérieure de la cavité pharyngo-nasale qui a lieu lorsque la tête est fortement inclinée en arrière (voir planche lithographiée, fig. I et II).

Il paraît cependant que, chez la plupart des individus, l'affaissement de l'épiglotte en arrière ne s'effectue pas au même degré que le déplacement de la paroi postérieure du pharynx, en sorte qu'il existe entre cette paroi et l'épiglotte une distance plus grande que dans la position droite de la tête. On peut arriver aux mêmes conclusions en comparant entre elles les figures I et II de la planche lithographiée, bien que ces deux figures proviennent d'individus différents.

On peut se convaincre d'une manière frappante, au moyen de l'expérience suivante, des avantages que présente l'inclinaison de la tête en arrière.

Dans le but d'explorer la glotte dans la position droite de la tête, on applique l'extrémité du miroir contre la paroi postérieure du pharynx, et l'on fait prendre ainsi au miroir une direction qui se rapproche le plus possible de la verticale; si l'on fait alors incliner la tête en arrière pendant que l'on maintient le sommet du miroir toujours appuyé contre le même point de la paroi du pharynx, l'angle antérieur de la glotte et la face postérieure de l'épiglotte deviennent de plus en plus visibles.

Dans d'autres cas, au contraire, dans lesquels, en faisant subir à la tête le mouvement indiqué, on ne peut pas obtenir la disposition relative des parties que nous avons indiquée comme étant favorable à l'exploration, on voit tout aussi bien dans la position droite de la tête que dans son inclinaison en arrière.

Enfin, la troisième condition, qui consiste à faire descendre le miroir aussi profondément que possible, est très souvent essentielle lorsqu'il s'agit d'examiner l'angle antérieur de la glotte et la face postérieure de l'épiglotte (*loc. cit.*, 2).

Nous devons toutefois faire observer qu'il a été jusqu'ici très fréquemment impossible, dans la position droite de la tête, de faire descendre le miroir profondément, et que l'on a été obligé alors, ce qui du reste se comprend très bien, de la faire incliner en arrière. Si le centre du miroir est en μ (fig. I) et si l'œil est dans la direction $\mu O'$, il y aura toujours assez de place pour profiter des mouvements du miroir; mais si le centre du miroir est de 0mm,008 plus bas, en ν, le miroir ne pourrait être vu que suivant la direction $\nu O''$ sur une étendue de la longueur d'une ligne mathématique et, par suite, aucune partie ne serait plus accessible à l'œil : entre μ et ν, le miroir ne pourrait pas servir davantage, même lorsque les deux points seraient plus rapprochés de la paroi postérieure du pharynx qu'ils ne le sont dans la figure I : en effet, il ne s'agit pas seulement de voir le miroir, mais de lui imprimer les inclinaisons sous lesquelles il est convenablement disposé pour faire arriver sur les parties à explorer les rayons que l'on y dirige, et pour les réfléchir ensuite dans l'œil. Or il y a dans la cavité buccale une place suffisante pour les inclinaisons du miroir, tant dans le sens vertical que dans le sens horizontal, seulement lorsque le canal qui conduit au travers de la cavité buccale jusqu'au miroir, est suffisamment spacieux. En cas contraire, si une inclinaison du miroir dans le sens vertical était nécessaire, les rayons trouveraient dans la mâchoire supérieure un obstacle à leur passage, tandis que, s'il était besoin d'une inclinaison dans le sens horizontal, ce serait le dos de la langue qui ferait obstacle au passage des rayons lumineux. Un canal spacieux qui permette ainsi le passage des rayons lumineux, ne peut s'offrir à nous dans la position droite de la tête, que lorsque le miroir est appliqué en haut, tandis que, dans l'inclinaison de la tête en arrière, il s'offre à nous lorsque le miroir est appliqué en bas, comme on pourra le voir en comparant les positions du miroir dans lesquelles son centre est en μ et en ν (fig. I) avec les positions $\gamma\gamma'$ et $\delta\delta'$ (fig. II).

On voit que la position $\gamma\gamma'$ est plus convenable que la position $\beta\beta'$. Mais évidemment la position $\delta\delta'$, qui dépasse la verticale, est encore plus convenable. En outre, on voit que les positions du miroir les plus rapprochées de la verticale sont seules possibles pour une forte inclinaison de la tête en arrière. Lorsque la tête est fortement inclinée en arrière, on peut pousser le sommet du miroir jusqu'au-dessous du bord inférieur des amygdales.

S'il s'agit de voir l'angle antérieur de la glotte, il faut donc, ainsi que je l'ai proposé il y déjà longtemps (*loc. cit.*, 2), faire prendre au miroir une position qui se rapproche de la position verticale plus que cela n'est nécessaire pour l'exploration des autres parties; il faut de plus, l'épiglotte étant fortement rejetée en arrière, faire pénétrer le miroir aussi profondément que possible. Si, pour atteindre ce but, il était jusqu'ici nécessaire de faire incliner au malade la tête plus ou moins fortement en arrière, on pourra maintenant, avec l'aide de mon pince-langue, faire pénétrer, même pour la position droite de la tête, le miroir assez profondément et faire l'exploration dans plusieurs des cas dans lesquels, sans cet instrument, elle n'aurait pu avoir lieu qu'en faisant incliner au malade la tête en arrière.

Il existe, du reste, des cas dans lesquels on ne peut se passer du pince-langue, même en faisant incliner fortement la tête en arrière ; les cas analogues à celui qui est représenté figure 19, sont de ce nombre.

Quelquefois au contraire, on réussit mieux à voir l'angle antérieur de la glotte en poussant le miroir le plus en arrière possible et en l'appliquant, autant que possible, en haut (*loc. cit.*, 2). Si la luette n'est pas longue, je soulève, en pareil cas, très fortement le voile du palais au moyen du miroir, en laissant la luette pendante derrière le miroir.

S'il s'agit d'appliquer le miroir très profondément en bas, on doit le choisir parmi les miroirs oblongs n°s II et III, ou du moins parmi les miroirs circulaires de petite dimension. Si on veut l'appliquer en haut, il faut choisir un miroir circulaire de petite dimension : en effet, un miroir de grande dimension, lorsqu'on le pousserait en arrière, serait entravé dans sa marche par le voile du palais. Quelquefois on peut se contenter d'un miroir oblong dont l'axe longitudinal est posé en sens transversal, et dont la face réfléchissante peut se rapprocher à volonté de la verticale.

Dans les cas difficiles d'exploration de l'angle antérieur de la glotte, il est utile d'engager le malade à faire des tentatives pour émettre la voyelle I sans l'émettre réellement, ces tentatives étant ou n'étant pas accompagnées de nixus, à faire des inspirations rapides, courtes, alternant avec des expirations rapides, fortes, très courtes, abortives, comme cela se présenterait dans les accès de toux avec la glotte ouverte. On peut quelquefois, pendant une vomiturition, apercevoir une partie de la face postérieure de l'épiglotte. J'ai d'ailleurs réussi à voir l'angle antérieur de la glotte et la face postérieure de l'épiglotte, en faisant faire au malade une inspiration profonde, rapide, sonore, aiguë, comme celle qui a lieu dans le rétrécissement de la glotte. En procédant ainsi, les cordes vocales se rapprochent, l'épiglotte au contraire se redresse et l'éminence de Santorini se présente à la vue. Enfin, j'ai pu encore déterminer un déplacement de la pomme d'Adam en arrière et en haut (voy. plus loin), par suite duquel la partie inférieure de la face postérieure de l'épiglotte s'est bombée et est ainsi devenue visible. S'il est même nécessaire d'employer quelque force pour amener ce déplacement, les malades ne s'en ressentent souvent pas.

L'exploration de la glotte est quelquefois entravée par une altération particulière de l'épiglotte, qui est en même temps plus inclinée en arrière qu'à l'ordinaire : cette altération consiste en un rétrécissement que l'épiglotte subit latéralement des deux côtés, et qui est tel, que l'épiglotte ressemble alors à un oméga ou à une petite trompe rétrécie. La figure 20 donne une représentation excessivement exacte d'un cas de ce genre.

En pareil cas, on peut voir les cordes vocales, mais incomplétement, et seulement l'une après l'autre.

Dans le cas représenté figure 20, j'ai pu, pendant une rotation de la tête du côté droit (voy. plus loin), apercevoir les cordes vocales inférieures et supérieures du côté gauche, ainsi que le bord du ventricule de Morgagni, dans leur largeur, mais non dans leur longueur : j'ai pu voir aussi les parties voisines du cartilage de Santorini et du cartilage aryténoïde gauche ; la rotation de la tête vers la gauche a donné un résultat analogue.

FIG. 20.

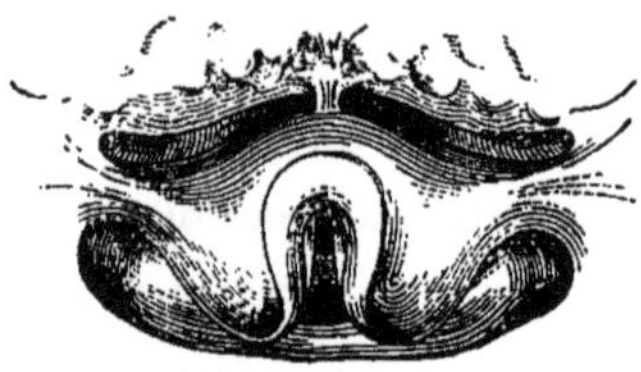

Dans ces circonstances défavorables, on ne peut voir qu'incomplétement la face postérieure ; dans les circonstances les plus favorables, on peut obtenir une vue qui soit presque de face ; mais, dans la plupart des cas, on n'obtient qu'une vue de profil plus ou moins parfaite. Néanmoins on parvient souvent à s'assurer, en les apercevant, du moins momentanément, de la présence d'altérations morbides.

Une forte inclinaison de l'épiglotte en arrière, à laquelle vient se joindre une augmentation de volume, comme cela se présente à la suite d'inflammations (1), ou, ainsi que je l'ai observé, à la suite de lupus, de sclérose, de cancer, etc. (*loc. cit.*, 11), peut empêcher l'exploration de la face postérieure de l'épiglotte, en exceptant toutefois le bord libre qui est replié : elle peut aussi empêcher l'exploration des cordes vocales, à moins qu'on ne réussisse, ainsi que cela arrive quelquefois, à les voir au moyen des

(1) Dr Störk, *Oesterr. Zeitschr. f. pract. Heilk.*, n° 4, 1860.

inspirations aiguës dont nous avons parlé précédemment.

J'ai eu deux fois occasion d'observer une inclinaison très prononcée de l'épiglotte en arrière chez des individus qui avaient subi la laryngo-trachéotomie ; dans l'un de ces deux cas, elle ne s'était développée à ce point que quelque temps après l'opération.

La face intérieure des *ligaments ary-épiglottiques* peut se voir en partie au moyen d'une légère rotation du miroir à laquelle on pourra, s'il est besoin, joindre certains déplacements artificiels (voy. plus loin).

Si l'on veut explorer les petites *cavités* (fig. 12 et 16) *situées entre les ligaments ary-épiglottiques et les parties planes du thyroïde*, il est utile d'engager le malade à faire à plusieurs reprises des inspirations rapides et profondes pendant lesquelles elles s'élargissent, ou d'effectuer l'exploration, après avoir fait subir à la tête un mouvement de rotation en sens contraire (voy. plus loin). Il est en outre quelquefois nécessaire de faire évacuer au dehors, à l'aide de la gargarisation, les sécrétions spumeuses qui s'y trouvent. La face intérieure de la partie plane du thyroïde peut se reconnaître à une tache jaunâtre constante, qui provient de ce que l'on aperçoit le cartilage au travers de la muqueuse qui est très mince (fig. 12, *h i*, et fig. 16, *r*).

On ne peut voir de la *face postérieure de la paroi postérieure du larynx*, ainsi que je l'ai dit précédemment, que les sommets des cartilages aryténoïdes avec les cartilages de Santorini qui sont placés au-dessus, et une partie de la muqueuse qui recouvre les muscles placés entre les cartilages aryténoïdes (fig. 16, *m*). Si l'on engage le malade à tousser légèrement et brièvement, la paroi postérieure du larynx se sépare mieux de la paroi du pharynx ; et comme l'éclairage est plus fort, elle paraît plus pâle par rapport à la paroi du pharynx qui est moins éclairée et qui est vue de profil : c'est précisément cette circonstance qui met l'individu le moins expérimenté en mesure de reconnaître leurs limites.

La *face antérieure de la portion de la paroi postérieure du larynx qui est située au-dessus de la glotte* se compose de l'enveloppe muqueuse des faces intérieures des cartilages aryténoïdes, des cartilages de Santorini, et de la partie antérieure de l'enveloppe muqueuse des muscles transverses. On peut en effectuer une exploration du moins partielle (*loc. cit.*, 11, fig. 21). Comme, par opposition avec la face postérieure de l'épiglotte, elle est tournée en avant et en haut, elle se présentera à la vue lorsqu'on placera la tête du malade dans la position droite, comme celle qui est indiquée dans la figure I, ou une autre qui se rapproche encore de la position droite, dans laquelle le bord des dents supérieures soit sur une ligne horizontale, et dans laquelle les bords tranchants des incisives supérieures se trouvent avec le milieu de la luette à peu près dans un même plan horizontal. On peut, grâce à ces positions de la tête, obtenir une vue de profil des parties indiquées qui se rapproche plus de celle de face que cela n'a lieu dans l'inclinaison de la tête en arrière. La cause probable de ce fait est que, dans la position droite de la tête, l'axe de l'orifice du larynx forme avec l'axe de la portion inférieure de celui-ci un angle plus obtus que cela n'arrive dans l'inclinaison de la tête en arrière (voy. précédemment). Le miroir doit avoir ici une position qui se rapproche davantage de la position horizontale, et la lumière doit y arriver à peu près horizontalement, ainsi que nous l'expliquerons plus loin.

C'est dans les altérations morbides qui affectent la portion supérieure de la paroi postérieure du larynx, et en particulier dans la tuberculose du larynx, que l'on a souvent l'occasion de se convaincre des avantages que présente la position droite de la tête du malade pour l'exploration de cette région.

On peut cependant quelquefois, pour une inclinaison de la tête en arrière, obtenir une vue plus ou moins propice des parties indiquées.

Ce mode d'exploration répond suffisamment aux besoins de la pratique médicale. Je vais exposer maintenant un autre procédé beaucoup plus compliqué que j'ai proposé autrefois (*loc. cit.*, 6), et qui ne présente du reste qu'un intérêt historique.

On place la tête du malade, pour une élévation moyenne du soleil, dans une position droite, ou bien on l'incline légèrement en arrière, de manière que le bord de l'ombre des incisives supérieures atteigne le dos de la langue. On dirige ensuite un miroir oblong ou un miroir rond dont le diamètre est à peu près égal à un pouce, sur la partie postérieure du dos de la langue, de manière que sa face réfléchissante soit tournée en haut et un peu en avant, c'est-à-dire du côté de l'observateur, afin qu'il puisse éclairer la luette et la paroi postérieure du pharynx. On pourra en même temps appuyer fortement le miroir contre le dos de la langue au moyen d'un manche solide, mais légèrement flexible, qui peut être provisoirement composé d'un fil de fer tortillé en divers sens, droit ou courbé en fer à cheval, ou bien d'une manière analogue aux spathules linguales coudées, et qui se réunit à la tige du miroir sous un angle obtus.

On applique ensuite de l'autre main un miroir circulaire de première grandeur ou de moyenne grandeur, à angle de jonction bien obtus, dans une position à peu près horizontale, en haut et en arrière, de manière que, pendant que sa face postérieure soulève le voile du palais ainsi que la luette, il vienne toucher avec son sommet la paroi postérieure du pharynx et que sa face réfléchissante soit tournée presque horizontalement en bas.

Les faces des deux miroirs, loin d'être parallèles, doivent diverger légèrement en avant, c'est-à-dire du côté de l'observateur. Ainsi, les rayons qui tombent sur le miroir couché sur le dos de la langue, seront réfléchis dans la direction du second et, de là, dans la direction du larynx, et, en retournant en sens inverse au miroir dont ils sont partis, ils formeront l'image que l'on désirait obtenir ; mais elle est alors renversée (1).

Par ce procédé, au moyen duquel j'avais seulement opéré jusqu'ici sur un petit nombre d'individus qui paraissaient présenter des circonstances favorables à ce mode d'exploration, je suis parvenu, spécialement pour une inclinaison moyenne de la face réfléchissante du miroir et pour des déplacements simultanés du larynx, à obtenir une exploration suffisante, tant de l'enveloppe muqueuse des faces antérieures et intérieures des cartilages aryté-

(1) Les miroirs combinés dont M. Czermak avait proposé l'emploi dans d'autres buts, n'ont pas donné de résultat.

noïdes et des cartilages de Santorini que de la commissure qui se trouve entre eux, s'étendant jusqu'aux cordes vocales inférieures : je suis même parvenu à voir de profil l'autre portion de la paroi postérieure du larynx et une grande portion de la trachée.

La double réflexion est naturellement la cause d'un affaiblissement de l'éclairage.

Pour explorer les *parties situées inférieurement* à la glotte, il faut engager le malade à faire des inspirations profondes, parceque, comme Garcia l'avait déjà indiqué, la glotte peut alors s'ouvrir suffisamment.

Dans ce mode d'exploration, la position de la tête est, dans la plupart des cas, essentielle à considérer. Si l'on examine attentivement les deux coupes représentées dans les figures I et II, on voit facilement que la portion du larynx située au-dessus de la glotte, qui en forme l'orifice, forme, avec la portion située inférieurement à la glotte, un angle qui, dans la position droite de la tête, devient plus obtus que pour une forte inclinaison de la tête en arrière (voy. précédemment).

Si, dans la position droite de la tête représentée figure I, on suppose le cou encore plus tendu, et si l'on considère que, sur le vivant, l'épiglotte s'avance plus que dans la figure I, qui a été prise sur un cadavre, on voit que l'angle pourra facilement devenir assez obtus pour qu'il s'ouvre une voie droite, assez large, pour permettre aux rayons qui vont et viennent à travers le larynx et la trachée tout entière, de pénétrer jusqu'à la naissance des bronches (*loc. cit.*, 13).

Mais il en est autrement lorsque la tête est fortement

inclinée en arrière. La paroi antérieure et une portion des parois latérales du larynx, et peut-être aussi quelques cartilages circulaires des bronches tombent seuls dans le prolongement de l'orifice du larynx.

On voit donc bien ces parties, et on les voit même mieux que dans le premier cas, parce qu'on les voit plus de face ; mais on ne peut pas voir plus profondément la paroi antérieure, et la paroi postérieure entière de la portion inférieure du larynx et celle de la trachée doivent être complétement soustraites à la vue.

M. le docteur *Elfinger* est le premier qui ait vu, sur la trachée de M. *Czermak, la bifurcation, et même la naissance des bronches*. M. le docteur Semeleder les a vues « accidentellement pendant une exploration faite sur un enfant dont le cou était tendu et dont la tête était un peu inclinée en avant, de sorte que l'œil de l'observateur se trouvait plus bas que le menton de l'individu soumis à l'expérience (1). » Plus tard, M. le docteur Störk a recommandé le procédé suivi dans ce cas pour voir profondément dans la trachée (2). Le motif pour lequel l'exploration a dû réussir pour cette position du malade, peut suffisamment se déduire de ce que nous venons d'exposer.

J'ai vu plusieurs fois la bifurcation de la trachée (*loc. cit.*. 11) en faisant prendre à la tête une position droite, telle que, très souvent, les bords tranchants des incisives supérieures se trouvaient dans le même plan que le milieu

(1) *Allgem. Wien. med. Zeitung*, n° 40, 1859.
(2) *Zeitschrift der Gesellschaft der Aerzte*, n° 46, 1859.

de la luette. Je faisais tendre le cou au malade. Mon œil se trouvait placé très peu au-dessous du bord des incisives supérieures : il était par conséquent placé plus haut que dans le cas indiqué par Semeleder. Aussi n'ai-je pas fait tomber, comme *Semeleder* et *Störk*, la lumière réfléchie de bas en haut; mais l'ai-je fait tomber suivant une ligne horizontale. Dans cette position, un léger déplacement de la tête du malade, une très légère inclinaison comme celle qui a lieu lorsqu'on salue, a quelquefois été suffisante pour faire apparaître l'image que l'on désirait obtenir : dans d'autres cas, l'exploration a réussi sans qu'il fût besoin de faire exécuter à la tête le mouvement indiqué.

Afin de maintenir le cou et le corps du malade dans une position droite, je fais placer, dans cette exploration et dans les autres explorations dans lesquelles la tête doit être maintenue droite, un coussin entre le dos du malade et le dossier de la chaise.

De cette manière, j'ai vu non-seulement *la face antérieure de la paroi postérieure du larynx*, mais aussi la *face antérieure de la paroi postérieure de la trachée jusqu'à la naissance des bronches* (*loc. cit.*, 13), que, jusqu'à cette époque, personne n'avait vues.

Il est évident que, pour l'exploration de la paroi postérieure de la trachée, il faut donner au miroir une direction un peu plus horizontale. A la paroi postérieure de la trachée (fig. 21, *h*), il y a absence de cartilages circulaires. Au moyen de légers mouvements latéraux et d'une position un peu moins horizontale du miroir, on parvient à voir les cartilages circulaires de la trachée *sur ses parois latérales et sur sa paroi antérieure.*

FIG. 21.

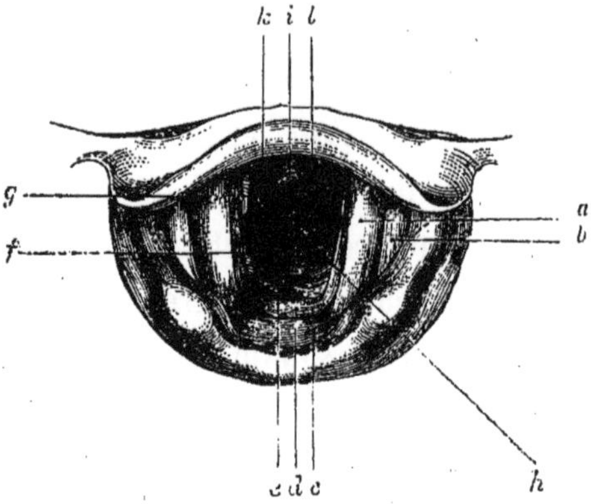

FIG. 22.

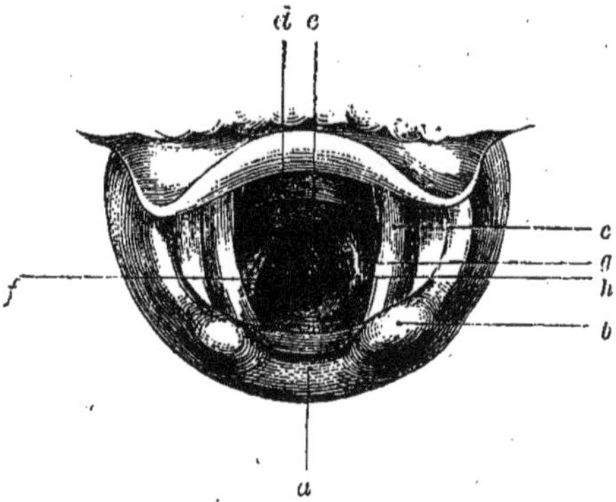

FIG. 21. — *a*, corde vocale inférieure gauche; *b*, corde vocale supérieure gauche; *c*, paroi postérieure de la portion du larynx située au-dessus de la glotte; *d e*, paroi postérieure de la portion du larynx située au-dessous de la glotte; *f g*, paroi latérale de la portion du larynx située au-dessous de la glotte; *h*, paroi postérieure de la trachée; *i*, cloison des bronches; *k l*, bronches.

FIG. 22. — *a*, enveloppe muqueuse des muscles situés entre les cartilages aryténoïdes; *b*, cartilage gauche de Santorini; *c*, corde vocale inférieure gauche; *d*, cartilages circulaires de la trachée; *e*, ensemble des six cartilages circulaires de la bronche droite au travers desquels on peut voir, par moments, parfaitement bien; *f*, orifice de la bronche droite; *g*, cloison des deux bronches; *h*, portion de l'orifice de la bronche gauche.

J'ai pu en outre, par ce procédé, voir plusieurs fois ce qu'aucun explorateur n'avait réussi à voir jusqu'à cette époque, les six premiers *cartilages circulaires des bronches*, et *même plus* (*loc. cit.*, 11), j'ai réussi à explorer ainsi la *bronche droite tout entière*. Pour cela, il faut tourner le miroir de manière que la bifurcation de la trachée se trouve, non au milieu de l'image, mais sur un de ses bords.

Dans toutes ces explorations, la lumière doit évidemment arriver dans une position horizontale, ainsi que nous le verrons plus tard. L'emploi de mon pince-langue a du reste fréquemment donné des résultats essentiellement favorables.

Il arrive souvent que l'intumescence de l'épiglotte, des parties voisines des cartilages aryténoïdes, des cordes vocales, l'ouverture incomplète de la glotte, sa sténose, l'accumulation des sécrétions et d'autres circonstances, empêchent d'apercevoir les parties situées plus profondément. L'épiglotte, en se repliant en arrière, peut aussi apporter un obstacle à cette sorte d'exploration.

En ce qui concerne le pharynx, on doit remarquer que, en faisant rapprocher suffisamment le miroir de la position horizontale, on est à même de voir sa partie postérieure jusqu'à la portion supérieure de la paroi postérieure du larynx. L'ombre projetée qui y tombe (fig. 16), fait reconnaître la portion inférieure du pharynx au-dessous de laquelle se trouve le point de naissance de l'œsophage. Pour ce qui est des parties latérales de l'œsophage, on peut, au moyen de positions obliques du miroir, les explorer inférieurement jusqu'à l'endroit où elles viennent passer dans les petites cavités situées entre les ligaments ary-épiglottiques et les surfaces planes du cartilage thyroïde (fig. 12 et 16). Dans cette exploration, il est quelquefois très utile d'imprimer à la tête un mouvement de rotation en sens tout opposé (voy. plus loin). Bien qu'on ne puisse obtenir de toutes ces parties que des profils plus ou moins complets, et bien que leur enveloppe muqueuse paraisse d'une couleur plus foncée qu'elle ne l'est réellement, ces profils suffisent cependant pour découvrir des altérations pathologiques qui peuvent s'y rencontrer, des ulcères par exemple.

La face postérieure des piliers du palais jusqu'à une certaine hauteur et celle des amygdales, peuvent être explorées au moyen de petits miroirs, spécialement de miroirs oblongs, auxquels on imprime un mouvement latéral de rotation (voy. en outre l'article *Rhinoscopie*).

Positions artificielles de l'os hyoïde et du larynx. — J'ai été le premier (*loc. cit.*, 3) à faire connaître un procédé au moyen duquel on parvient à obtenir une vue plus convenable de quelques parties prises isolément. Ce procédé consiste à faire prendre, pendant l'exploration de l'arrière-bouche, certaines positions déterminées à l'os hyoïde et au larynx. L'aide qui assiste l'expérimentateur dans cette exploration, se place derrière le malade.

Après que le malade a ouvert la bouche et a, si cela est possible, fait sortir sa langue, l'aide s'assure de nouveau de la position respective qu'occupent dans le cou les parties dont la connaissance est nécessaire à l'opération et dont il avait déjà fait une recherche préliminaire. On ne doit engager l'aide à exécuter les déplacements voulus qu'au moment où l'on aperçoit dans le miroir la région dont on veut faire l'exploration. Ces déplacements exigent souvent des efforts considérables, et on doit, afin d'éviter le plus possible au malade des sensations douloureuses, augmenter seulement peu à peu la pression, de manière à atteindre graduellement la pression convenable.

Le *déplacement de l'os hyoïde d'avant en arrière et en haut*, indiqué déjà précédemment, que l'on exécute dans le but d'écarter l'épiglotte de la base de la langue, se réalise par l'application de l'extrémité du doigt dans la ligne médiane.

Pour *déplacer la pomme d'Adam en arrière et en haut*, on la saisit entre les extrémités de deux doigts. En opérant ainsi, la face postérieure de l'épiglotte et la partie antérieure des faces intérieures des ligaments ary-épiglottiques se voient mieux, ainsi que je l'ai dit plus haut. Les cordes vocales inférieures se relâchent en outre quelquefois par cette manœuvre.

Pour opérer un *déplacement latéral de l'os hyoïde et du cartilage thyroïde qui détermine* leur écartement, l'aide prend les grandes cornes de l'os hyoïde entre le pouce et l'index d'une main, et les bords supérieurs du cartilage thyroïde entre le pouce et l'index de l'autre main, dans le but d'en déterminer le rapprochement. Si, en opérant ainsi, le cartilage thyroïde par exemple s'écarte sur la droite de l'os hyoïde, cela peut permettre une exploration satisfaisante de la partie extérieure de la face antérieure de la moitié de l'épiglotte du côté droit jusqu'à la base de la langue, puis la face intérieure du ligament ary-épiglottique gauche, de l'orifice du ventricule gauche de Morgagni, enfin de la petite cavité située entre l'enveloppe muqueuse du cartilage aryténoïde gauche et de la paroi extérieure du ligament ary-épiglottique gauche d'une part, et, d'autre part, de la face interne de la partie plane du cartilage thyroïde qui est du côté gauche.

On obtient également une vue satisfaisante de la même cavité qui se trouve du côté droit, de la partie antérieure de la face antérieure du côté droit de l'épiglotte et de la paroi droite du pharynx, etc., etc., en faisant *imprimer à la tête une forte rotation* sur la gauche : par cette manière de procéder, l'os hyoïde s'écarte du cartilage thyroïde sur la gauche en sens oblique. Le malade doit s'asseoir le côté gauche tourné vers l'expérimentateur, et la rotation de la tête doit être à peu près d'un angle droit, de manière que sa bouche puisse ainsi se trouver tournée vis-à-vis de l'observateur.

On peut faire *tourner jusqu'à un certain point le cartilage thyroïde autour de son axe longitudinal* en saisissant entre les extrémités du pouce et de l'index l'extrémité de la pomme d'Adam, et en la déplaçant d'un côté à l'autre. La glotte se déplace ainsi obliquement. En déplaçant vers la droite la partie saillante de la pomme d'Adam, on obtient des images de la paroi postérieure de la moitié de l'épiglotte du côté gauche, de la face intérieure du ligament ary-épiglottique gauche, de la petite cavité située entre le ligament ary-épiglottique gauche et la partie plane du côté gauche du cartilage thyroïde et (ce qui distingue ce déplacement du simple déplacement de ce cartilage à droite) l'image de l'orifice du ventricule droit de Morgagni.

On obtient quelquefois une image plus satisfaisante des parois latérales de la portion du larynx située au-dessous des cordes vocales, *en déplaçant le larynx de manière que son axe longitudinal s'écarte latéralement de la verticale.* On opère ce déplacement en priant l'aide d'appliquer convenablement en arrière l'extrémité de plusieurs doigts d'une main sur l'un des bords supérieurs du cartilage thyroïde, le gauche par exemple, de saisir de l'autre main le cartilage cricoïde, et de diriger celle qui est en haut vers la droite et celle qui est en bas vers la gauche. Lorsque, ainsi que cela se présente dans l'exemple indiqué, on aura imprimé à l'axe longitudinal du larynx un mouvement qui le fasse passer de la position où il se trouvait en haut et à droite à une position en bas et à gauche, on obtient une image de face, mais oblique, de la paroi latérale droite de la portion du larynx située au-dessous de la glotte. Dans l'exploration de la partie indiquée, on s'efforce d'obtenir d'abord l'image de la glotte dans la position normale du larynx, puis on la fait ouvrir le plus possible au moyen d'une inspiration profonde, et on opère très lentement le déplacement indiqué.

Dans l'exécution de ces mouvements passifs, il faut avoir soin de ne saisir que les parties que l'on veut saisir.

Le déplacement de l'os hyoïde et de la pomme d'Adam en arrière et la rotation du cartilage thyroïde peuvent être opérés quelquefois, même sans l'assistance d'un aide, en appuyant les quatre doigts sur la nuque pour faire résistance (*loc. cit.*, 3), tandis que le pouce est appliqué sur le centre de l'os hyoïde ou sur le cartilage thyroïde.

Dans toutes ces explorations, il faut obtenir concurremment une direction convenable du miroir du côté où l'on opère, ce qui s'effectue le plus fréquemment en faisant tourner le manche autour de son axe longitudinal.

Excepté le cas des déplacements que rend nécessaires l'exploration de la face antérieure et postérieure de l'épiglotte, et le cas de la rotation de la tête, je ne me sers que rarement de ces positions artificielles.

Altérations fonctionnelles. — Je dirai seulement sur ce sujet le peu de mots qui vont suivre.

Altération du mouvement des cartilages aryténoïdes et des cartilages de Santorini. — Ces cartilages ne se rapprochent pas d'une manière convenable dans la toux légère, dans le nixus, et ne s'écartent pas bien dans l'inspiration profonde. La diminution de la mobilité qui n'est pas rare, n'a lieu que d'un côté. Elle provient du gonflement des parties molles (*loc. cit.*, 11), de la paralysie, etc., etc. Il vient toujours s'y joindre une altération du mouvement des cordes vocales qui se manifeste par leur entre-bâillement, leur rapprochement imparfait lorsqu'on fait prononcer une voyelle : il y a alors vibration imparfaite et, en même temps, raucité ou aphonie (*loc. cit.*, 4, cas quatrième et *loc. cit.*, 11). Un intérêt particulier s'attache aux cas dans lesquels, à la suite d'une paralysie, d'un spasme, l'un des cartilages de Santorini et la corde vocale correspondante deviennent immobiles dans la ligne médiane, tandis que la mobilité de ces parties du côté opposé est normale (*loc. cit.*, 11, 22 cas, et un cas analogue publié récemment par Lewin).

Depuis cette époque, j'ai observé plusieurs cas dans lesquels cette paralysie était survenue, soit d'un seul côté, soit des deux côtés à la fois, à la suite du catarrhe des voies aériennes, et qui présentaient déjà, avant l'exploration laryngoscopique, une durée de plusieurs mois, et même une durée plus considérable.

La raucité et l'aphonie peuvent en outre avoir pour cause le catarrhe et l'exulcération des cordes vocales (*loc. cit.*) et, à cet égard, il est remarquable que les ulcères profonds qui s'étendent longitudinalement sur une grande partie des cordes vocales, en mettant même à découvert une partie de la face des aryténoïdes, ainsi que cela se présente dans la tuberculose, déterminent assez souvent la raucité, mais non l'aphonie.

L'occlusion de la glotte dans le nixus, dans la toux brève, peut, malgré l'entre-bâillement des cordes vocales, s'effectuer convenablement (*loc. cit.*, 4 cas) et la toux peut être ainsi rigoureusement circonscrite : cette condition de la toux, et surtout celle de l'occlusion convenable de la glotte dans le nixus peuvent bien se réaliser, même lorsque les cordes vocales inférieures ont subi une déperdition considérable de substance, probablement par le concours des cordes vocales supérieures. Il en est probablement de même de l'occlusion de la glotte dans la déglutition, qui peut se réaliser encore convenablement pour une ulcération profonde des cordes vocales.

La cause qui rend plus difficile le passage de l'air au travers du larynx, peut souvent aussi être constatée par l'exploration laryngoscopique (voy. les cas pathologiques *loc. cit.*, 4, 5, 11, 14). Si l'on effectue l'exploration avec les précautions et les ménagements convenables, elle peut être supportée, même dans le cas d'une dyspnée très forte.

Les *douleurs plus vives* qui se manifestent dans la région du larynx pendant la déglutition, et qui peuvent même suspendre cette dernière, provenaient, d'après mes observations antérieures, d'inflammation, d'ulcération de l'épiglotte ou des enveloppes des cartilages aryténoïdes et des cartilages de Santorini. En comprimant le larynx d'avant en arrière ou d'un côté à l'autre à une hauteur convenable, c'est-à-dire au bord supérieur du cartilage thyroïde ou en bas à la hauteur des cartilages aryténoïdes, la sensation douloureuse a également lieu. Dans l'affection spéciale ou prédominante d'un cartilage aryténoïde, on peut assez souvent, par une compression d'avant en arrière ou par une compression latérale, provoquer latéralement une sensation douloureuse correspondante.

Les parties que l'on veut explorer, sont souvent recouvertes de mucosités, de pus, de crachats : on s'efforce de les en débarrasser au moyen de gargarisations, ou bien en priant le sujet de tousser, de boire. En pareil cas, un diagnostic certain n'est souvent possible qu'en se servant d'un appareil grossissant.

CHAPITRE IV.

ÉCLAIRAGE ARTIFICIEL AU MOYEN DE L'OPHTHALMOSCOPE DE RUETE.

C'est M. le professeur Czermak qui s'est servi le premier de l'ophthalmoscope pour l'éclairage artificiel. Il fallait le modifier de manière à lui donner une disposition convenable pour l'exploration laryngoscopique. M. Czermak s'est servi, dans ses expériences d'autolaryngoscopie, d'un ophthalmoscope de Ruete à support, conformément à la méthode de Garcia. Le professeur Czermak, le professeur Stellwag et le docteur Semeleder ont, en outre, proposé, pour l'exploration sur autrui, des appareils mécaniques au moyen desquels un miroir dont la couche métallique est percée d'un trou central ou excentrique, peut être fixé en un endroit de la tête de l'expérimentateur. Czermak s'était servi d'abord, dans ce but, du bandeau frontal de Kramer : plus tard, il l'a remplacé par un manche que l'on tient entre les dents incisives et qui vient s'adapter à la fourchette de l'ophthalmoscope de Ruete modifié : c'est de ce manche buccal qu'il se sert encore actuellement. Pour Stellwag et Semeleder, ils le fixent à une châsse de lunettes au moyen d'un genou.

Je m'étais proposé de trouver, pour support du miroir un mécanisme isolé de l'observateur, au moyen duquel le miroir concave de Ruete convenablement modifié pût être déplacé à volonté et rester immédiatement fixé dans

FIG. 23.

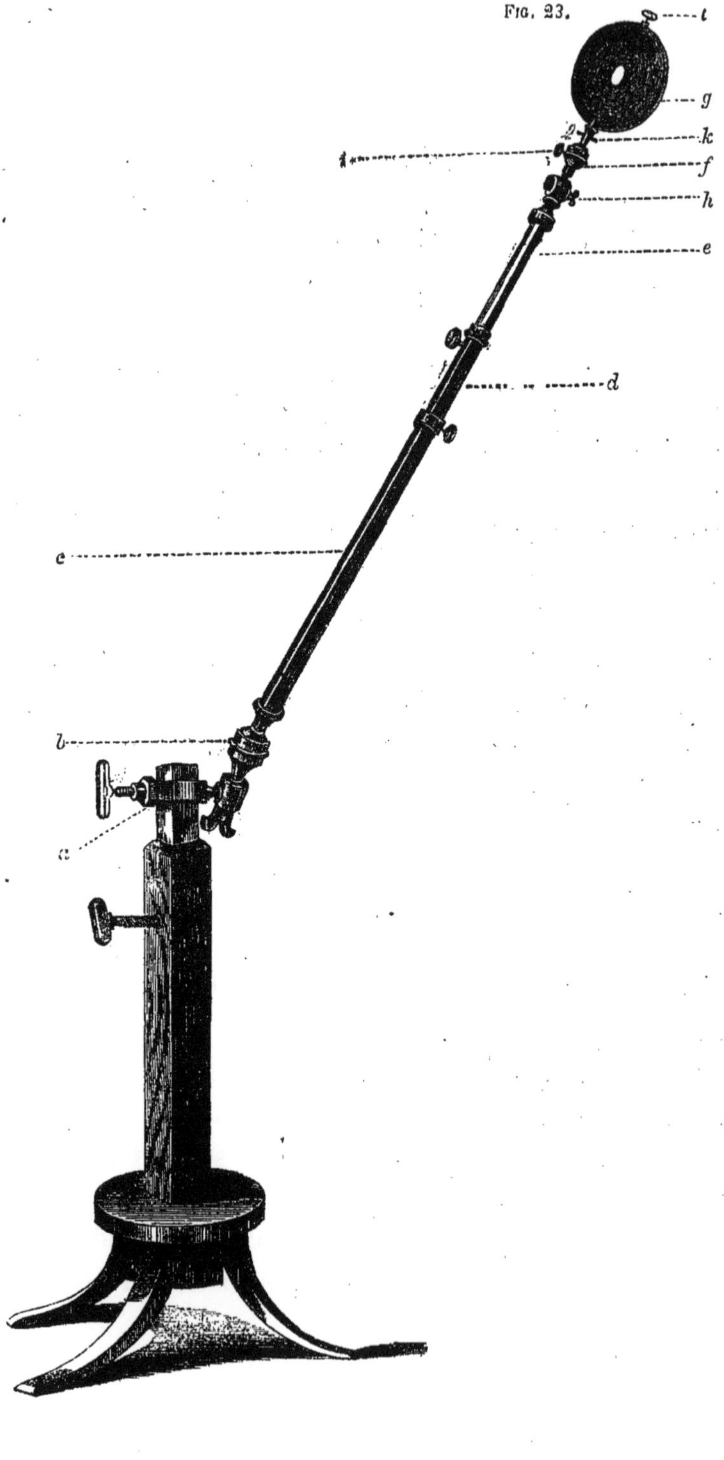

une position quelconque indépendante de l'observateur. J'ai résolu ce problème au moyen d'un appareil s'articulant comme le bras.

Cet appareil (fig. 23) (1) se compose d'une sorte d'étau à agrafes *a*, qui permet de le fixer, soit à une pièce intermédiaire que l'on peut faire monter ou descendre à volonté dans un prisme creux qui l'emboîte et qui est monté sur un trépied portant entre ses pieds un contre-poids, soit à un dossier de chaise, soit à un meuble quelconque. A cet étau, est adapté un genou *b*, dont la boule supporte un tube en laiton dans lequel s'emboîte un autre tube *d*, que l'on peut, comme dans les télescopes, faire sortir et tourner en même temps autour de son axe longitudinal, et qui renferme un prisme triangulaire *e*. A l'extrémité de ce prisme, on a placé une charnière discoïde au-dessus de laquelle se trouve un autre genou *f*, destiné à porter le miroir concave *g*.

Les vis de pression dont les tubes sont munis, servent à fixer dans une position déterminée, lorsqu'on les a fait sortir, les parties mobiles qui y sont emboîtées : la seconde sert en même temps à rendre, si cela est nécessaire, le mouvement du prisme plus difficile. La vis *h*, sert à fixer la charnière discoïde dans une portion déterminée. Le mouvement des genoux, spécialement celui du genou inférieur *b*, peut être réglé au moyen d'une clef. En tournant la petite vis *i*, on peut, lorsqu'on a atteint pour le

(1) Hauck, mécanicien à Vienne (Neue Wieden, Lumpertgasse, 820), construit, d'après mes indications, des appareils avec un miroir concave et un miroir plan pour 25 flor., val. autrichienne : pour un appareil en bois, le prix est de 10 flor.

genou *f* le degré de mobilité désiré, le rendre fixe. La tringle transversale *k* sert à fixer la boule pendant que l'on visse ou l'on dévisse le miroir concave, opération qui est facilitée par le bouton *l*. Pour serrer convenablement le miroir, il faut du reste le saisir au point de jonction. Les diverses parties de l'appareil peuvent être démontées et séparées l'une de l'autre, ce qui rend cet appareil plus portatif.

Dans l'application, la lampe doit être placée en arrière et sur la gauche de la tête du malade assis sur une chaise.

L'appareil d'éclairage doit être placé à la droite du malade. Si l'on n'a pas de trépied, on fixe au moyen de la vis de pression l'étau sur le dossier d'une chaise, sur laquelle on fait asseoir un des assistants, qui sert de contre-poids. S'il n'y en a pas, on dispose devant la table qui porte la lampe deux chaises qui se touchent par leurs parties antérieures, et dont, par conséquent, les dossiers sont placés extérieurement, et on y fait asseoir le malade, qui doit tourner le dos à la table.

On fixe alors l'appareil au dossier de la chaise qui est à la droite du malade. En général, il faut fixer l'étau de manière que lorsqu'on fait sortir le prisme presque jusqu'à moitié de sa longueur, soit que l'on fasse ou que l'on ne fasse pas sortir le tube, le miroir d'éclairage vienne se trouver à peu près en face et au niveau de la bouche du malade. Ces dispositions préliminaires étant prises, on s'asseoit vis-à-vis du malade.

On peut alors fixer la position du tube intérieur au moyen de la vis de pression correspondante; mais on doit laisser libre le mouvement du prisme triangulaire.

On peut alors, au moyen de mouvements de rotation convenables, tourner du côté de la lampe le miroir concave qui, concentrant les rayons qu'il reçoit, les réfléchit ensuite à cet état dans la cavité buccale du malade, et éclaire ainsi le voile du palais ainsi que la luette. Pendant l'introduction du laryngoscope, je laisse de côté le miroir concave. Ce n'est que lorsque le laryngoscope se trouve convenablement disposé que l'on doit aller placer son œil derrière le trou central du miroir.

Très fréquemment on doit, pendant l'exploration, modifier la distance qui existe entre le miroir concave et la bouche du malade, et surtout changer l'inclinaison du miroir en différents sens. Il est facile d'arriver à ce but en tenant le miroir de la main gauche et en choisissant de préférence, pour le tenir, le point d'insertion sur le genou, afin d'empêcher les oscillations. On peut, avec un peu d'adresse, se servir de la même main pour régler de temps en temps la position de la tête, celle du pince-langue, etc.

Cet appareil, quoique plus coûteux et moins portatif que ceux de Czermak et de Semeleder, présente les avantages suivants :

Le miroir concave de mon appareil reste fixe dans la position qu'on lui donne, et laisse à la tête de l'expérimentateur l'entière liberté de ses mouvements, tandis que les autres appareils, supportés par la tête de l'observateur, sont moins commodes et moins fixes (1). Ces

(1) Pour mieux fixer les appareils à lunettes, il serait peut-être plus convenable de remplacer les deux branches des lunettes par deux bandelettes élastiques s'attachant à l'occiput à la manière des jarretières,

appareils ne peuvent, du reste, pas être réglés au moyen de mouvements de la tête seulement : il est toujours nécessaire d'avoir recours à la main gauche pour leur imprimer une direction convenable.

On peut, en employant mon appareil, se servir de miroirs d'une grandeur suffisante (voy. plus bas), y joindre des appareils grossissants convenables, mesurer avec facilité la distance à laquelle le miroir se trouve de la lampe et de la bouche, ce qui n'est pas sans importance dans certains cas ; enfin on peut faire participer une autre personne à l'exploration.

S'il s'agit, comme dans le cas actuel, d'obtenir au moyen d'une source déterminée de lumière l'éclairage le plus intense possible des parties qu'il faut explorer, les circonstances qui peuvent avoir de l'influence sur le résultat, sont les suivantes : *la distance focale et le diamètre du miroir concave que l'on emploie, et la position relative à laquelle se trouvent la source de lumière (la lampe), le miroir concave et l'objet soumis à l'examen (dans le cas dont nous nous occupons, c'est la tête du malade)*. Sous ce rapport, nous devons prendre en considération les points suivants :

1° Plus est grande l'ouverture, c'est-à-dire le diamètre du miroir concave, et plus sa distance focale est petite dans certaines limites, plus l'éclairage sera intense.

2° Plus est aigu l'angle que forment les rayons lumineux qui, partant de la lampe, viennent tomber sur le miroir concave, avec le cône réfléchi par le miroir sur

c'est-à-dire que la boucle de l'une des bandelettes viendrait entrer dans les fentes de la lame en fer-blanc de l'autre bandelette.

l'objet exposé à la lumière (la bouche), plus l'éclairage sera intense.

3° On peut, pour l'éclairage, ou bien employer les rayons lorsqu'ils sont réunis pour former l'image de la flamme, ou bien les employer avant et même après leur réunion. Il n'est pas question ici d'obtenir une image mathématique, mais, comme on doit tenir compte de la divergence longitudinale et latérale provenant de la sphéricité du miroir, il s'agit seulement d'éclairer avec intensité un espace considérable. Or, en employant dans ce but l'espace lumineux correspondant à l'image de la flamme, on obtient l'éclairage le plus intense ; en effet, l'image rétrécie de la flamme a plus d'intensité que l'image de grandeur égale à la flamme, et cette dernière est plus intense que celle qui dépasse la grandeur de la flamme.

On sait que, lorsque l'objet qui, dans le cas actuel, est la flamme, est éloigné du miroir d'une distance plus grande que son rayon ou que le double de sa distance focale, l'image entre le centre de courbure et le foyer paraît rétrécie et renversée.

On obtient une image renversée de la grandeur de l'objet lorsque l'objet (la flamme) se trouve à une distance du miroir égale au double de la distance focale. L'image de la flamme apparaît aussi à une distance du miroir égale au double de la distance focale.

Enfin, pour que l'on obtienne une image de la flamme qui soit renversée et agrandie, il faut que la distance de la flamme au miroir concave soit plus grande que la distance focale, et moindre que le double de la distance focale. L'image renversée et agrandie est éloignée du miroir de plus du double de la distance focale.

4° Plus on éloigne de la lampe le miroir concave, moins l'éclairage sera intense, toutes les autres circonstances étant égales d'ailleurs.

5° De même, toutes les autres circonstances étant égales d'ailleurs, l'observateur verra sur le miroir du laryngoscope l'image avec d'autant moins de netteté que son œil sera plus éloigné de la bouche du malade.

6° Dans la laryngoscopie, il ne s'agit pas d'éclairer un objet exposé librement au jour, mais d'éclairer des objets qui se trouvent au fond d'un tube courbé à peu près à angle droit (le canal buccal, le pharynx, le larynx, la trachée-artère) et d'éclairer en même temps les parois de ce tube. Les rayons parallèles, ceux du soleil par exemple, peuvent, par réflexion, arriver, même dans ces circonstances, au fond du tube; mais les rayons convergents, ceux, par exemple, qui sont concentrés par un miroir concave, n'entrent que jusqu'à une certaine profondeur, d'autant moindre que les rayons sont plus convergents, que le tube est plus étroit (1).

Si l'on veut projeter l'image renversée et rétrécie de la flamme sur la glotte d'un homme de grandeur moyenne, il faut, d'une part, que le degré de convergence des rayons concentrés par le miroir concave, et, d'autre part, la distance du miroir à la bouche soient tels que l'image de la flamme se produise à une distance d'environ $0^m,16$,

(1) Par ce moyen (par l'élargissement du tuyau), on obtient souvent des images notablement plus claires en employant le pince-langue, surtout si l'on parvient à faire bien ouvrir la bouche au malade.

en arrière de la bouche. En effet, comme on le voit dans la figure I, les rayons doivent parcourir depuis l'orifice buccal jusqu'au miroir du laryngoscope une route de $0^m,08$, et de là, en descendant jusqu'à la glotte, une distance à peu près égale. Si l'on voulait éclairer de la même manière le bord libre de l'épiglotte, les rayons doivent se réunir pour former l'image à une distance d'environ $0^m,12$ en arrière de la bouche.

Une expérience fort simple, exécutée, avec une précision suffisante pour le but que nous nous proposons, au moyen d'un miroir concave d'une distance focale de $0^m,25$ à $0^m,26$, donne, en ce qui concerne le point de formation de l'image renversée et réfléchie, les résultats suivants :

	m
A une distance de la lampe au miroir concave égale à	0,58
correspond une distance de l'image de la flamme au miroir concave égale à.	0,46
A une distance de la lampe au miroir concave égale à	0,66
correspond une distance de l'image de la flamme au miroir concave égale à.	0,42
A une distance de la lampe au miroir concave égale à	0,74
correspond une distance de l'image de la flamme au miroir concave égale à	0,41
A une distance de la lampe au miroir concave égale à	0,82
correspond une distance de l'image de la flamme au miroir concave égale à	0,37
A une distance de la lampe au miroir concave égale à.	0,90
correspond une distance de l'image de la flamme au miroir concave égale à.	0,36
A une distance de la lampe au miroir concave égale à	0,98
correspond une distance de l'image de la flamme au miroir concave égale à	0,35

Comme, pour une distance de la lampe au miroir concave égale à $0^m,58$, l'image de la flamme renversée et rétrécie se produit à $0^m,46$ en avant du miroir, on doit, pour faire tomber l'image de la flamme sur la glotte, placer, d'après ce qui précède, le miroir concave à la distance de $0^m,46 - 0^m,16 = 0^m,30$ en avant de la bouche.

La lampe doit se trouver, par rapport à la tête du malade, en arrière et latéralement : elle doit précisément se trouver à une distance de $0^m,28$ en arrière de la bouche : en effet $0^m,58 - 0^m,30 = 0^m,28$. La distance entre l'œil qui se trouve immédiatement en arrière du miroir concave et l'image du laryngoscope, étant de $0^m,46$, on voit qu'elle est trop grande pour des observations plus précises.

Si l'on voulait, au contraire, obtenir une image plus rapprochée de l'œil, qui en soit à une distance de $0^m,35$, par exemple, il faudrait, pour cette distance encore considérable, placer la lampe à $0^m,98$ en arrière du miroir concave, distance à laquelle il s'effectuerait une perte de lumière très considérable.

On n'est du reste point obligé, lorsqu'on emploie ainsi un miroir concave, de se contenter d'une image de la flamme renversée et rétrécie (voy. plus loin).

J'ai fait, depuis longtemps, construire, dans ce but spécial, des miroirs dont les distances focales sont moindres que celles des miroirs qui composent les appareils de Czermak et de Semeleder, mentionnés précédemment (1), et j'ai obtenu, en les employant, des résultats plus favorables sous plusieurs rapports (*loc. cit.*, 6), ainsi qu'on peut le voir par ce qui suit.

Dans un miroir concave d'une distance focale égale à

(1) Semeleder indique une distance focale de $0^m,3$ et un diamètre de $0^m,75$ (*Allgem. Wiener med. Zeitung*, n° 40, 1859).

$0^m,17$, on trouve, en ce qui concerne l'image de la flamme renversée et rétrécie, les rapports suivants :

	m
A une distance de la lampe au miroir concave égale à	0,42
correspond une distance de l'image de la flamme au miroir concave égale à.	0,30
A une distance de la lampe au miroir concave égale à.	0,50
correspond une distance de l'image de la flamme au miroir concave égale à.	0,27
A une distance de la lampe au miroir concave égale à.	0,58
correspond une distance de l'image de la flamme au miroir concave égale à.	0,25
A une distance de la lampe au miroir concave égale à.	0,66
correspond une distance de l'image de la flamme au miroir concave égale à.	0,24
A une distance de la lampe au miroir concave égale à	0,74
correspond une distance de l'image de la flamme au miroir concave égale à.	0,22

Si, par conséquent, la lampe se trouve à une distance du miroir concave égale à $0^m,42$, l'image renversée et rétrécie de la flamme tombera sur la glotte, lorsque la bouche se trouvera à $0^m,14$ en arrière du miroir concave: en effet $0^m,14 + 0^m,16 = 0^m,30$.

Si le miroir concave se trouve à $0^m,42$ en avant de la lampe et, en même temps, à $0^m,14$ en avant de la bouche, la lampe devra alors se trouver à $0^m,28$ en arrière de la bouche : en effet $0^m,42 - 0^m,14 = 0^m,28$.

Si le miroir concave se trouve à $0^m,50$ en avant de la lampe, l'image rétrécie de la flamme se formera à une distance égale à $0^m,27$: le miroir concave devrait donc se trouver à une distance de $0^m,11$ en avant de la bouche et la lampe devrait être à une distance de $0^m,50 - 0^m,11 = 0^m,39$ en arrière de la bouche.

Or une lampe à modérateur, de modèle ordinaire, peut très bien, surtout si le malade n'incline pas trop la tête en avant, être placée à $0^m,37$, et souvent même à $0^m,28$ en arrière de la bouche. Mais cette dernière distance ne peut être appliquée, que lorsque le malade incline convenablement la tête en arrière, ou lorsqu'un aide se charge d'avancer la lampe au bord de la table et de l'incliner en avant, ou lorsqu'on fait usage d'un appareil particulier (voy. plus loin). D'autre part, on pourra bien faire rapprocher le miroir concave de la bouche du malade, jusqu'à $0^m,14$, et même un peu plus. Mais il ne faut pas l'approcher davantage : en effet, autrement, une quantité très considérable des rayons que la lampe envoie au miroir concave, serait arrêtée par la moitié gauche de la face du malade.

Il résulte de ce que nous venons d'exposer, que les miroirs d'une distance focale peu considérable, ne descendant cependant pas au-dessous de $0^m,17$, peuvent produire, pour l'exploration de la glotte, une plus grande intensité d'éclairage. Ces miroirs nous présentènt encore l'avantage de pouvoir, dans des circonstances favorables, faire usage d'appareils grossissants plus efficaces.

Lorsqu'on veut entreprendre une exploration, on doit se choisir pour soi-même un siége assez élevé : en effet, comme on est obligé d'incliner fortement la tête, elle aurait une position trop basse. Après avoir fait avancer la lampe le plus possible, on porte le miroir concave à une distance en avant de la bouche, telle que l'image rétrécie de la flamme soit visible avec une netteté parfaite dans l'isthme du pharynx. C'est seulement alors que l'on pourra introduire le laryngoscope. Pour éclairer ensuite suffisamment la glotte, on doit faire rapprocher peu à peu le miroir concave de la bouche d'une distance d'à peu près $0^m,05$ à $0^m,08$, ce que l'on peut faire immédiatement lorsqu'on en a l'habitude. Lorsqu'on fait ainsi avancer le miroir concave, l'éclairage de l'isthme du pharynx devient, naturellement, moins intense : en effet, l'isthme du pharynx, de même que le laryngoscope, est rencontré par les rayons, avant que, par leur réunion, ils produisent l'image de la flamme. Lorsqu'il s'agit cependant de faire une exploration très précise, pour laquelle on emploie un instrument qui produise un grossissement considérable, et lorsque, par conséquent, il s'agit d'obtenir le plus haut degré d'intensité d'éclairage possible, il est plus convenable de déterminer les distances au moyen de l'échelle. On doit alors, ainsi que je l'ai indiqué, placer, pour un miroir concave d'une distance focale égale à $0^m,17$, la lampe à environ $0^m,28$ en arrière de la bouche. Il est bon, dans ce cas, que la tête du malade soit appuyée.

On pourra du reste, même sans observer strictement ces rapports, faire usage d'appareils grossissants, en employant une source de lumière plus intense. On pourra encore, si l'on n'a pas besoin de l'éclairage le plus intense possible, employer, soit avec des miroirs concaves de cette espèce, soit avec d'autres, l'image de la flamme de grandeur égale à la flamme, et l'image augmentée, ou même les rayons avant et même après leur réunion.

Jusqu'ici, nous ne nous sommes occupés que de l'exploration de la portion supérieure du larynx, en y comprenant la glotte. Les rapports optiques que l'on doit prendre en considération, sont tout autres lorsqu'il s'agit de voir des parties plus profondes, et, par exemple, la trachée-artère jusqu'au point de bifurcation. Comme la bifurcation se trouve à la distance d'environ $0^m,14$ au-dessous de la glotte, on peut la considérer comme située au fond d'un tuyau qui a environ $0^m,30$ de long, et qui est rétréci en son milieu par suite de la présence des cordes vocales. Nous avons déjà fait remarquer plus haut que, dans ce cas, on ne peut faire usage que de rayons d'une convergence bien moins forte, absolument comme cela arrive dans l'exploration simple de la glotte, lorsque l'exploration du canal qui y conduit est entravée par la petite dimension de l'orifice buccal, par l'état de la langue, de l'épiglotte, et par d'autres circonstances, etc.

Il faut, par conséquent, employer des miroirs d'une distance focale plus grande, ou opérer l'éclairage au moyen d'une image de la flamme d'une grandeur égale à celle de la flamme, et d'une grandeur plus grande, au lieu de se servir, dans ce but, de l'image renversée et rétrécie, ou bien au moyen des rayons avant ou après leur arrivée au point où ils se réunissent pour constituer l'image. Il faut donc placer la lampe en arrière de la bouche moins loin que dans l'exploration de la glotte. L'éclairage de ces parties est beaucoup plus imparfait que celui des parties situées plus en haut.

J'ai donné au miroir concave un diamètre beaucoup plus considérable que celui dont on s'était servi jusqu'alors dans la pratique, ce qui m'a permis d'obtenir un éclairage plus intense. Mes miroirs ont un diamètre de plus de 0^m, 1 (0^m,104). Lorsque l'orifice buccal est plus grand et lorsqu'on emploie le pince-langue, un miroir de cette grandeur peut être rapproché convenablement de la bouche, sans que les rayons perdent leur faculté éclairante. Mais lors même que cela arriverait, un miroir de cette grandeur présente encore l'avantage que les parties soumises à l'exploration risquent, beaucoup moins que dans les miroirs de grandeur moyenne, d'être écartées du périmètre éclairé, c'est-à-dire de passer dans l'ombre par les mouvements accidentels du malade, par les manœuvres que subissent nécessairement le laryngoscope et le miroir d'éclairage suivant que les parties à explorer sont différentes.

Il est enfin très important de se rappeler (*loc. cit.*, 10) ce théorème, que l'intensité de la lumière est d'autant moindre que l'angle formé par l'axe du cône des rayons envoyés par la lampe au miroir d'éclairage avec l'axe du cône des rayons réfléchis par le miroir est plus grand.

Si l'on envisage ce théorème relativement à un plan horizontal, on arrive à la conclusion qu'il faut placer la lampe latéralement à la tête le plus près possible. Si on l'envisage relativement à un plan vertical, on arrive à la conclusion que la lampe, l'ouverture centrale pratiquée dans la couche métallique du miroir d'éclairage, le canal de l'arrière-bouche et le miroir laryngoscopique doivent être situés approximativement dans le même plan horizontal.

Lorsqu'on effectue l'exploration sur un malade dont la tête est maintenue, ou droite ou légèrement inclinée en arrière, on peut satisfaire à cette loi de l'optique avec une précision plus ou moins parfaite. On aura recours dans ce but à des moyens propres à hausser le siége du malade, celui de l'expérimentateur et même la lampe, à moins que l'on ne fasse usage de l'appareil dont nous parlerons plus tard.

Il en serait autrement si, dans le but de voir l'angle antérieur de la glotte, on devait faire incliner au malade la tête fortement en arrière et effectuer ainsi l'exploration : en effet, le miroir laryngoscopique (planche lithographiée, fig. II) se trouverait alors placé beaucoup plus bas que l'ouverture de la bouche, et que le trou central pratiqué dans la couche du miroir concave, et, par suite, l'inclinaison considérable de ce miroir par en bas occasionnerait une forte déperdition de lumière. Pour obvier autant que possible à cet inconvénient, j'ai soin, surtout lorsque j'opère avec une lampe à modérateur ordinaire, de faire prendre au malade une position dans laquelle, quelque fortement que la tête soit inclinée en arrière, le canal qui conduit de l'ouverture de la bouche au miroir laryngoscopique, se trouve à peu près dans un plan horizontal.

La position horizontale du corps sur le ventre n'étant pas convenable à ce mode d'exploration, je suis arrivé au but que je me proposais d'atteindre en faisant asseoir le malade sur un siége plus élevé, ou bien en le faisant tenir debout appuyé sur une chaise ou sur un balai tenu d'une main, ou bien en lui faisant pencher le corps au-dessus d'une table, le corps toujours fortement incliné en avant et la tête inclinée en arrière (*loc. cit.*, 13).

Au moyen d'une lampe à double cylindre, je suis pourtant parvenu quelquefois à effectuer l'exploration sur le malade assis droit sur sa chaise, la tête fortement inclinée en arrière, en employant une lumière d'une intensité suffisante pour pouvoir me servir encore d'un instrument grossissant.

La source de lumière dont on s'est servi jusqu'ici, est, comme pour l'ophthalmoscope, une lampe à modérateur ordinaire. Depuis longtemps, j'avais proposé une lampe pareille à double cylindre.

Pour pouvoir faire prendre toujours à la lampe une position convenable relativement à la tête du malade, condition dont l'importance ressort d'une manière suffisamment évidente de ce que nous avons exposé jusqu'ici, j'ai choisi une lampe munie d'un embranchement latéral. Le corps de la lampe qui repose sur une lame métallique pesante, peut subir un mouvement de rotation autour de son axe longitudinal. La pièce intermédiaire d'un trépied (analogue à celui de la figure 23) qui est susceptible d'être élevée ou abaissée à volonté, peut lui servir de support.

Si l'on n'a pas à sa disposition un appareil de cette espèce, on peut, ainsi que je l'ai dit plus haut, avoir recours à un mode quelconque de support et à des inclinaisons convenables de la lampe.

Lewin (1) conseille de concentrer d'abord la lumière au moyen d'un appareil analogue à celui de Kramer, et de la projeter ensuite sur le miroir éclaireur.

D'après des tentatives que j'ai faites sur des lampes

(1) *Allgem. med. Central-Zeitung.*

contenant le liquide désigné sous le nom de camphine, ces lampes ne me paraissent pas être préférables aux lampes à huile.

La lumière de Drummond, lorsqu'on en concentre les rayons au moyen d'un miroir concave, donne des images d'une clarté extraordinaire, mais d'une couleur blanchâtre. On n'a besoin ici que d'une concentration si peu considérable, que les rayons sortent à peu près parallèles, ce qui présente l'avantage que la surface éclairée est beaucoup plus grande.

CHAPITRE V.

DE L'ÉCLAIRAGE AU MOYEN DE BOULES EN VERRE ET DE GRANDS MIROIRS CONCAVES.

J'ai tenté autrefois (*loc. cit.*, 3, 5) d'employer, en laryngoscopie, de grandes boules en verre, creuses, remplies d'eau, du genre des boules de cordonnier, que je faisais placer devant une lampe à pompe.

La boule en verre est placée derrière l'expérimentateur, tout près de sa tête, et, ainsi que cela a lieu lorsqu'on emploie la lumière solaire; les rayons, en se dirigeant vers le malade sur lequel on veut effectuer l'exploration, passent près de la tête de l'expérimentateur.

Mais l'éclairage au moyen de miroirs concaves ou bien au moyen de mon appareil d'éclairage mérite sur l'éclairage au moyen des appareils à boules qui, d'ailleurs, ne sont pas très portatifs, la préférence, tant parce que, en les employant, on obtient une plus grande intensité de lumière, que parce qu'ils nous donnent le moyen de diriger facilement et à tous les moments la lumière sur l'endroit que l'on désire, avantage dont les appareils à boules sont privés.

Je n'emploie presque maintenant ce dernier mode d'éclairage que pour introduire, conformément aux prescriptions de Watson et de Green des liqueurs médicamenteuses dans le larynx au moyen d'une éponge fixée à une tige de baleine qui a été préalablement recourbée (1).

Fig. 24.

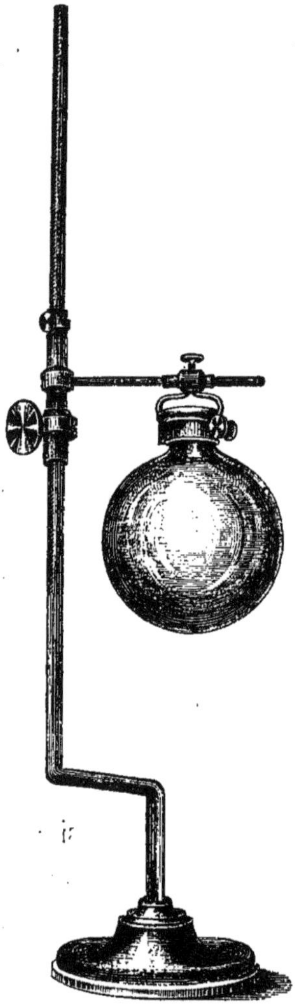

Pour me servir des boules de verre, je les dispose sur un support qui avait été fabriqué par le mécanicien Hauck pour un autre usage. Ce support se compose d'une colonne courbée de telle manière que le centre de gravité de la boule tombe à peu près au milieu du support (fig. 24).

Pour pouvoir donner avec facilité à la boule les positions convenables, j'ai fait adapter à la colonne un anneau mobile autour de l'axe de la colonne et muni d'une vis de pression (2).

Pendant l'exploration, le support avec la boule doit être placé sur le coin de la table qui se

(1) Dans ce mode d'opérer, je fais souvent usage en outre de mon pince-langue, qui est tenu alors par le malade. Quelquefois on peut, avec les doigts de la main gauche, dont on s'était servi d'abord pour tenir le laryngoscope, réussir à serrer le larynx contre l'éponge que l'on y a introduite. Pour déterminer la longueur et la courbure des tiges de baleine et des porte-caustique, on peut consulter les coupes représentées dans la planche lithographiée.

(2) Le docteur Stoerk (*Zeitsch. der Gesell. der Aerzte*, n° 46, 1859) dit avoir vu un artiste suspendre une boule de ce genre à une tige horizontale qu'il pouvait faire monter ou descendre au moyen d'une vis de pression.

trouve à ma droite : la lampe est placée derrière la boule et le malade est assis vis-à-vis de moi.

Bien que son emploi ne présente pas les mêmes avantages, ainsi que cela paraît résulter de quelques tentatives que j'ai faites à cet égard, on peut cependant employer dans le même but mon appareil éclaireur avec miroir concave de plus grand diamètre et de distance focale moindre. La lampe et le miroir concave se trouvent de même derrière moi sur la droite. La flamme de la lampe doit se trouver entre le centre de courbure et le foyer. La lumière, de même que dans l'éclairage au moyen de la boule, se dirige vers le malade en passant près du côté droit de ma tête (1).

Un éclairage analogue au moyen d'un très grand miroir concave accroché derrière l'observateur avait été essayé autrefois par le docteur Stoerk, qui voulait l'utiliser dans les explorations laryngoscopiques (2).

(1) Quelquefois, la lumière du jour suffit pour effectuer des applications de ce genre dans l'intérieur du larynx.

(2) *Zeitschr. der Ges. der Aerzte*, n° 46, 1859.

CHAPITRE VI.

EXPLORATION AU MOYEN DE LA LUMIÈRE DIRECTE DU SOLEIL.

Le malade, auquel je fais préalablement couvrir les yeux d'un bandeau et incliner plus ou moins la tête en arrière suivant l'élévation du soleil sur l'horizon, tourne les yeux dans la direction du soleil. L'expérimentateur devra aussi, suivant l'élévation du soleil sur l'horizon, ou bien être assis, ou bien, pour une plus forte élévation du soleil, il se tiendra debout. Les rayons du soleil, passant latéralement à la tête de l'expérimentateur, du côté droit, s'il tient le laryngoscope de la main droite, vont tomber sur le miroir qui se trouve dans la cavité buccale.

La suppression des rayons par la tête de l'expérimentateur peut être facilement évitée, et il est très souvent superflu de faire tomber les rayons directs sur un miroir concave ou plan, qui les réfléchit ensuite sur le laryngoscope, ainsi que le fait Czermak (1) dans tous les cas au moyen du porte-miroir de son invention, dont nous avons déjà parlé précédemment. L'argument le plus grave qu'il allègue, est que, de cette façon, « la personne peut être examinée dans toute position nécessaire. »

Je ne fais dévier la lumière directe du soleil que dans les cas dans lesquels l'élévation du soleil ne répond pas aux besoins particuliers de l'exploration, et je me sers

(1) *Du laryngoscope*, 1860, p. 24.

alors, dans ce but, d'un miroir plan vissé, à la place du miroir concave, dans mon appareil éclaireur. Ce miroir présente ou bien un trou au centre de la couche métallique dont il est formé, ou bien une échancrure latérale. Quelquefois j'emploie un miroir concave : mais ce miroir présente une distance focale beaucoup plus grande que ceux dont on a fait usage jusqu'à présent ; il a en effet un diamètre de 20 pouces et plus.

Si, la tête étant droite, on a besoin d'un éclairage dont les rayons tombent horizontalement ou à peu près, comme cela arrive lorsqu'on veut examiner la paroi postérieure du larynx jusqu'aux bronches, il faut presque toujours avoir recours à la lumière réfléchie.

Dans ce cas, je mets le miroir plan presque de niveau avec la bouche du malade, qui est assis sur une chaise et tient la tête droite : puis je cherche à déplacer le trépied qui porte mon appareil éclaireur ou la chaise à laquelle il est fixé, jusqu'à ce que le miroir plan tourné vers le soleil projette son ombre sur le plancher. Je fais ensuite asseoir le malade de manière que son dos et le côté droit de sa tête soient dans une position oblique par rapport au soleil : je le fais alors rapprocher avec sa chaise du miroir plan qui se trouve à sa droite et devant lui, de manière qu'il y ait entre l'ombre du miroir plan et celle de la tête du malade projetées sur le plancher, un petit intervalle éclairé. Enfin, la périphérie de la portion de la face du malade qui est éclairée par la lumière venant du miroir, doit être circulaire, et son centre doit tomber à peu près sur la bouche du malade. Toutes ces conditions sont rigoureusement nécessaires au succès de l'exploration.

Dans la figure 25, j'ai en outre figuré l'appareil gros-

Fig. 25.

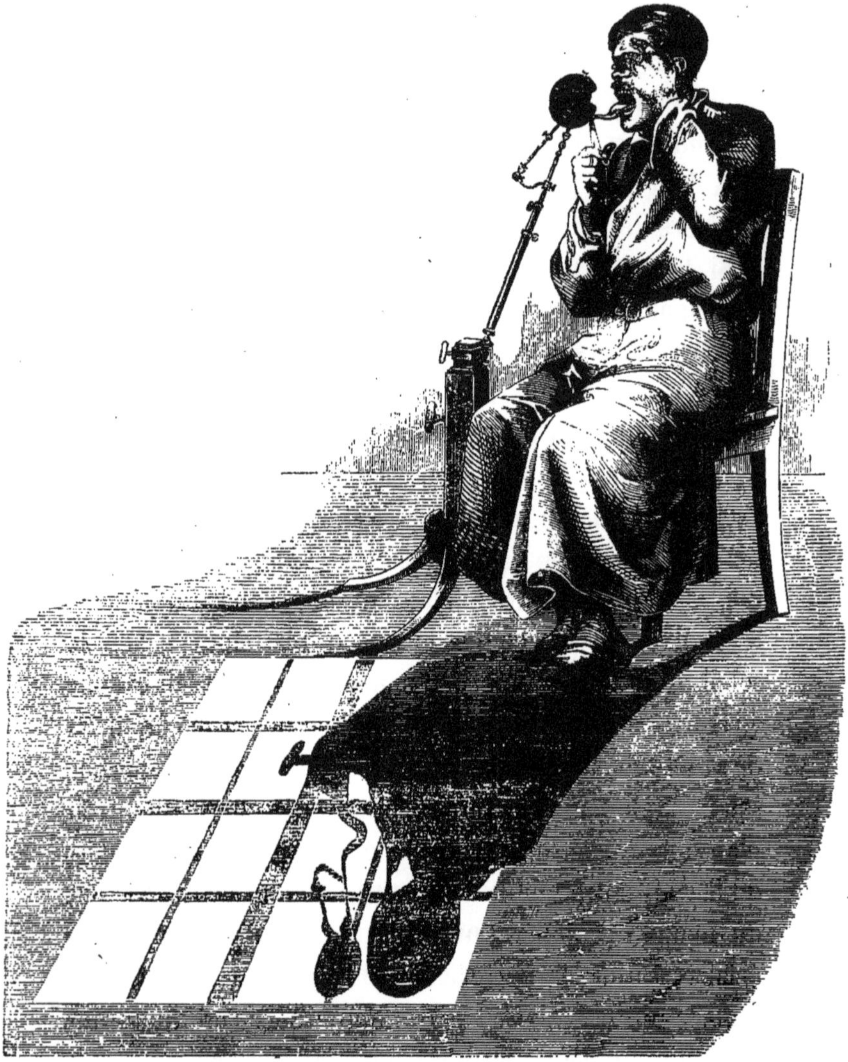

sissant, dont nous parlerons plus loin, et la manière dont le malade doit placer ses mains pour effectuer le soulèvement de la lèvre supérieure et pour imprimer au pince-langue une direction convenable. Il faut se rappeler ici que, lorsqu'on se sert d'un éclairage artificiel disposé de telle façon que la lumière de la lampe passe du côté gauche de la tête du malade, ses mains doivent être placées du côté opposé.

Si l'examen est continué pendant un temps plus prolongé, si, par exemple, il s'agit de faire des dessins ou des démonstrations, il faut modifier les positions suivant le cours du soleil.

Lorsque, au contraire, je me propose de faire l'exploration du malade, pour une forte inclinaison de la tête en arrière, dans le but de voir, par exemple, l'angle antérieur de la glotte, et lorsque le soleil n'est pas suffisamment élevé sur l'horizon, je me place devant le malade que j'ai fait asseoir, et j'élève le miroir plan jusqu'à ce qu'il se trouve presque au-dessous de mon œil ; ce qui me permet, en donnant une position convenable à la charnière (fig. 23) qui est placée inférieurement au second genou, de faire arriver dans la bouche du malade, en suivant une direction que je puis à volonté faire rapprocher de la verticale, les rayons qui tombent sur le miroir.

On comprend que, par ses réflexions, il se perd une quantité de lumière d'autant plus grande que l'angle de réflexion est plus grand.

CHAPITRE VII.

APPAREILS GROSSISSANTS.

§ I. — La loupe-lunette.

Afin d'obtenir le grossissement des images du larynx, j'avais essayé autrefois d'appliquer en arrière du trou central pratiqué dans la couche métallique du miroir éclaireur une lentille convergente (*loc. cit.*, 7), ou bien je m'étais servi de lunettes très convexes. Plus tard (*loc. cit.*, 8), j'ai fait usage d'une espèce de lunette de Galilée, d'une lunette de spectacle, de distance focale très courte; enfin j'ai employé, avec le plus grand succès, une petite loupe achromatique disposée en forme de lunette et présentant une distance focale de $0^m,2$ à $0^m,6$. M. Plössl, opticien, à qui j'avais demandé un instrument de la distance focale indiquée, l'a construit d'une manière tout à fait convenable. Cette loupe de Plössl n'a qu'un seul objectif, tandis que celle de Brücke en a deux.

Je l'applique à mon appareil d'éclairage artificiel derrière le trou central pratiqué dans la couche métallique du miroir éclaireur ou sur une échancrure latérale que j'ai fait faire à ce miroir. Si la plus petite distance à laquelle le miroir concave ou le miroir plan, en admettant que l'on se serve de la lumière solaire, se trouvent placés de la bouche du malade, est de $0^m,12$ à $0^m,13$, la distance de la bouche au laryngoscope est de $0^m,08$, et la distance de l'objet à examiner le plus voisin, des parois latérales du pharynx par exemple, au miroir, est de $0^m,015$: la distance d'un pareil objet au miroir éclaireur s'élèvera a $0^m,12 + 0^m,08 + 0^m,01 = 0^m,21$. Ainsi la distance focale minimum s'élèverait, pour la loupe qui se trouve presque en arrière du miroir éclaireur, tant soit peu au-dessus de $0^m,2$.

S'il s'agit au contraire d'explorer les parties les plus éloignées de l'expérimentateur, les bronches par exemple, on trouve, pour la distance de la bouche du malade au laryngoscope, $0^m,08$, pour la distance de la glotte à la bifurcation de la trachée, $0^m,15$, pour la longueur de la bronche droite, $0^m,02$, et si, dans un cas très favorable, on parvenait à effectuer l'exploration dans la bronche gauche plus en bas, on aurait, pour la longueur de la bronche gauche, $0^m,05$; on trouverait donc : $0^m,08 + 0^m,08 + 0^m,15 + 0^m,05 = 0^m,36$. Ajoutant en outre à ce résultat la distance $0^m,18$ de la lampe à la bouche du malade, distance qui est plus grande ici qu'elle ne l'est ordinairement, on obtient en somme $0^m,54$ pour le maximum de la distance focale.

Entre ces distances focales maximum et minimum, la loupe-lunette de Plössl grossit de deux fois et demie à cinq fois.

Si l'on veut appliquer un appareil optique de cette nature en arrière de l'ouverture centrale du miroir concave, il faut surtout considérer que l'axe de l'appareil optique ne coïncide pas avec celui du miroir concave. Ainsi, la lampe doit être placée latéralement en arrière de la tête du malade, tandis que le miroir concave dont le centre doit se trouver en ligne droite en avant du malade, doit subir un mouvement de rotation tel que les rayons qui le rencontrent soient réfléchis vers la bouche du malade. L'axe du miroir concave ne coïncide ni avec celui du cône des rayons qui y sont envoyés par la flamme de la lampe, ni avec celui du cône des rayons réfléchis vers la bouche du malade ; mais il se trouve entre les deux : l'axe de l'instrument optique coïncide, au contraire, avec le prolongement de l'axe des rayons réfléchis : il forme donc un angle avec l'axe du miroir concave.

Pour chaque exploration, il est du reste nécessaire de faire subir au miroir concave les mouvements de rotation les plus variés dans toutes les directions : il faut pouvoir diriger l'instrument optique de telle manière que son axe puisse former, dans toutes les directions, avec le miroir concave les angles qui sont nécessaires pour les besoins de l'exploration.

Enfin, il est nécessaire que tous les mouvements de la loupe puissent s'opérer avec facilité au moyen d'une seule main, et qu'elle reste ensuite dans la même position, sans que l'on ait à s'en occuper.

J'ai tâché de remplir ces conditions en faisant adapter au prisme triangulaire de mon appareil éclaireur un second mécanisme pareil à celui de cet appareil, mais de dimensions plus petites, qui sert de support à la loupe.

Lorsque je veux faire usage de cet appareil, j'éclaire d'abord le voile du palais et la luette à la manière ordinaire au moyen du miroir concave. Je fixe ensuite dans une position déterminée les tubes et le prisme de l'appareil éclaireur, la boîte *c* et l'anneau *e* au moyen de leur vis de pression ; je fixe également la cheminée portée par le bras *g* au moyen de sa vis *h* : mais je laisse le prisme triangulaire *i* du porte-loupe fonctionner librement (1).

FIG. 26.

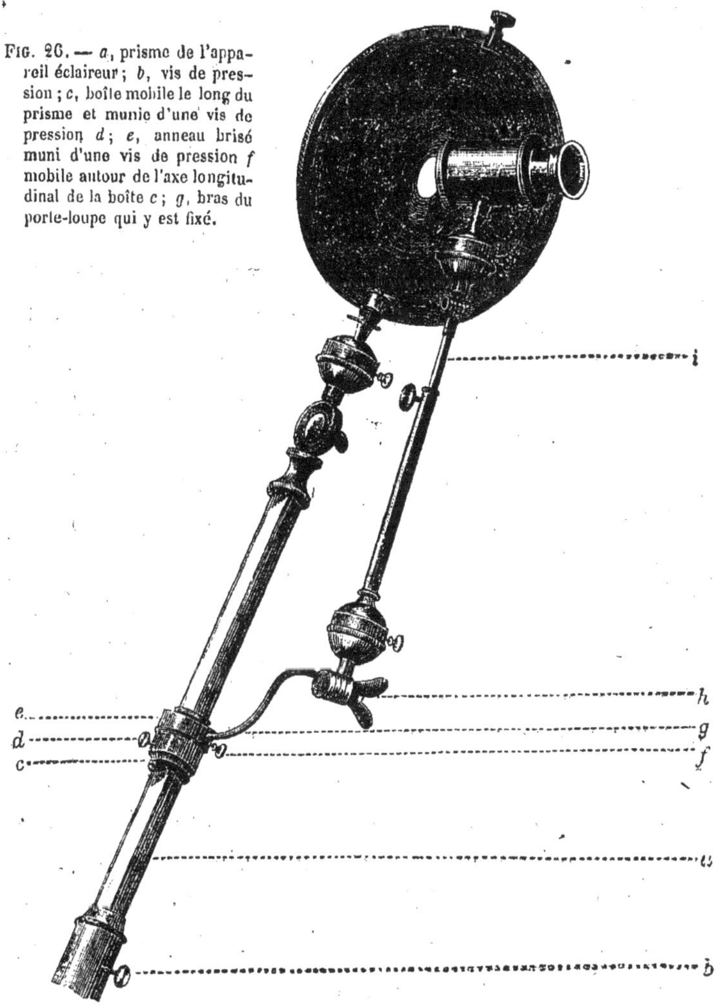

FIG. 26. — *a*, prisme de l'appareil éclaireur ; *b*, vis de pression ; *c*, boîte mobile le long du prisme et munie d'une vis de pression *d* ; *e*, anneau brisé muni d'une vis de pression *f* mobile autour de l'axe longitudinal de la boîte *c* ; *g*, bras du porte-loupe qui y est fixé.

(1) La loupe-lunette se vend chez Plössl, opticien à Vienne, au prix de 5 fl., val. autr., et le porte-loupe se vend le même prix chez Hauck, mécanicien de la même ville.

J'applique alors la loupe en arrière du trou central du miroir concave, de manière que je puisse voir clairement les parties indiquées. Détournant ensuite mes regards du miroir concave, j'introduis le laryngoscope et j'emploie alternativement ma main gauche, qui est restée libre, pour régler la position du miroir concave et de l'appareil optique, pour faire rentrer ou sortir les tubes, et enfin pour diriger la tête et le pince-langue.

Si l'exploration a lieu avec le concours de la lumière directe du soleil, qui a déjà subi une réflexion préalable, je me sers également d'un miroir plan dont la couche métallique est percée d'un trou, ou bien j'emploie un miroir plan qui présente latéralement une échancrure semi-circulaire destinée à recevoir la loupe-lunette (fig. 25).

Afin de rendre l'emploi de l'appareil plus facile, j'ai fait pratiquer dans le miroir plan un trou central d'un diamètre de $0^{m},01$, et même plus, qui était par conséquent d'une dimension plus grande qu'il n'était d'usage jusqu'alors. Le mode ordinaire d'exploration, sans adjonction de loupe, en devient également plus facile.

Si l'exploration a lieu avec le concours de la lumière directe du soleil sans réflexion préalable, j'emploie mon appareil éclaireur ordinaire comme porte-loupe, en sorte que je fixe la loupe au genou supérieur (fig. 23, *f*) aux lieu et place du miroir concave.

Comme, dans ce mode d'exploration, l'interception des rayons par la tête de l'observateur peut être évitée d'autant mieux que l'expérimentateur se trouve à une plus grande distance, je me sers alors avec plus d'avantage d'une loupe-lunette de Plössl, beaucoup plus grande qu'à l'ordinaire. Elle présente l'avantage d'avoir une distance focale très considérable, et cependant elle produit encore un grossissement considérable de 3 $\frac{1}{2}$.

Un second observateur, dont les deux mains sont libres, peut y tenir une loupe-lunette : chacun des deux observateurs doit du reste procéder de la manière suivante : il faut d'abord chercher l'image à l'œil nu, et, en fermant successivement chacun des deux yeux, déterminer d'une manière certaine quel est l'œil dont on l'a vue. On fixe alors d'une manière continue cet œil sur l'image en maintenant la tête parfaitement immobile, et en rapprochant de l'œil la loupe-lunette adaptée à mon appareil éclaireur ou tenue à la main. Si l'on n'opère pas de cette manière, on ne parviendra presque jamais à un bon résultat à cause de l'étendue limitée du champ d'une pareille loupe.

§ II. — Laryngoscopes concaves.

Avant que j'eusse fait monter mes appareils grossissants, M. le docteur Gustave Wertheim avait fait disposer, dès l'été de 1859, un laryngoscope concave dans le but d'obtenir des images grossies du larynx. Dans une tentative que nous avons faite ensemble, les images étaient si défigurées qu'elles ne pouvaient servir à rien. J'ai laissé à des expériences ultérieures le soin de décider la question de savoir si ces miroirs ne pourraient pas être utilisés en augmentant leurs distances focales, et en y joignant des appareils dioptriques grossissants (*loc. cit.*, 8). Des expériences que j'ai faites depuis cette époque m'ont démontré que les laryngoscopes concaves, présentant certaines distances focales, peuvent bien être utilisés dans certaines circonstances.

Il s'agit ici d'obtenir en arrière du miroir une image droite et grossie. Pour que nous puissions l'obtenir, l'objet, ainsi que nous le savons, doit être placé entre le miroir et son foyer. La distance de l'objet au miroir doit donc être plus petite que la distance focale. Mais plus la distance focale du miroir est petite, plus le grossissement est considérable.

Le laryngoscope doit être placé à peu près à une distance de $0^{m},08$ au-dessus des cordes vocales. On devait donc supposer qu'un laryngoscope concave d'une distance focale égale à $0^{m},10$ serait convenable pour l'exploration ; mais, d'après mes expériences, il n'en est pas ainsi. Il faut employer un miroir d'une distance focale beaucoup plus grande. Une distance focale de $0^{m},18$ est encore trop petite pour les individus mâles adultes : en effet, même alors, les cordes vocales paraissent défigurées ; mais elle convient pour des individus plus jeunes. Un miroir de $0^{m},24$ de distance focale convient parfaitement pour l'exploration des cordes vocales chez les adultes. Les parties plus profondes qui les avoisinent, la paroi antérieure du larynx par exemple, paraissent déjà défigurées.

Je me suis assuré, en le mesurant, que le grossissement produit par un pareil miroir à une distance de $0^{m},08$ de l'objet est peu considérable ; le grossissement n'est que d'un cinquième : ainsi, un objet de $0^{m},005$ de longueur paraît être de $0^{m},006$ de longueur.

Pour explorer les parties situées encore plus profondément, il faudrait employer des distances focales encore plus grandes, et alors l'effet serait à peu près nul.

En ce qui concerne au contraire les parties plus rapprochées, on peut en obtenir ainsi un grossissement plus élevé. On peut, par exemple, explorer très bien la base de la langue ou le bord libre de l'épiglotte qui se trouvent à une distance de $0^{m},025$ à $0^{m},04$ au-dessous du miroir, au moyen d'un miroir d'une distance focale de $0^{m},13$, et on obtient ainsi un grossissement d'un cinquième, et d'un demi pour une distance de l'objet de $0^{m},05$. Les cartilages de Santorini, qui sont situés plus profondément, paraissent déjà défigurés dans un pareil miroir.

Si l'on emploie un miroir d'une distance focale égale à $0^{m},10$, on a, pour une distance de 0,025, un grossissement d'environ un quart; pour une distance de $0^{m},04$, un grossissement d'un demi ; pour une distance de $0^{m},05$, un grossissement de plus d'un demi : pour l'exploration de la base de la langue et de la portion supérieure de l'épiglotte, on obtient donc un grossissement d'un quart à plus d'un demi.

De ce que nous venons d'exposer, il résulte donc que les laryngoscopes concaves, qui se recommandent du reste par la facilité de leur application et par la modicité de leur prix, ne peuvent pas effectuer un grossissement aussi considérable que la loupe-lunette, et ne nous permettent pas de nous passer de cette dernière, surtout lorsqu'il s'agit d'explorer la glotte et les parties plus profondes.

Une combinaison de ces deux instruments présente l'avantage que leurs grossissements se multiplient.

J'ai fait donner aux miroirs concaves la forme et la grandeur de mes miroirs ronds; ce que l'on doit, du reste, facilement comprendre.

CHAPITRE VIII.

APPAREIL SERVANT A MAINTENIR LE LARYNGOSCOPE DANS UNE POSITION DÉTERMINÉE.

J'ai donné, le premier (*loc. cit.*, 11), l'indication d'un appareil convenable pour fixer le laryngoscope dans une position déterminée, en promettant une communication ultérieure sur un appareil convenable pour arriver à ce but. J'ai donné (*loc. cit.*, 16) la description d'un appareil de ce genre, qui est représenté dans la figure 27.

FIG. 27.

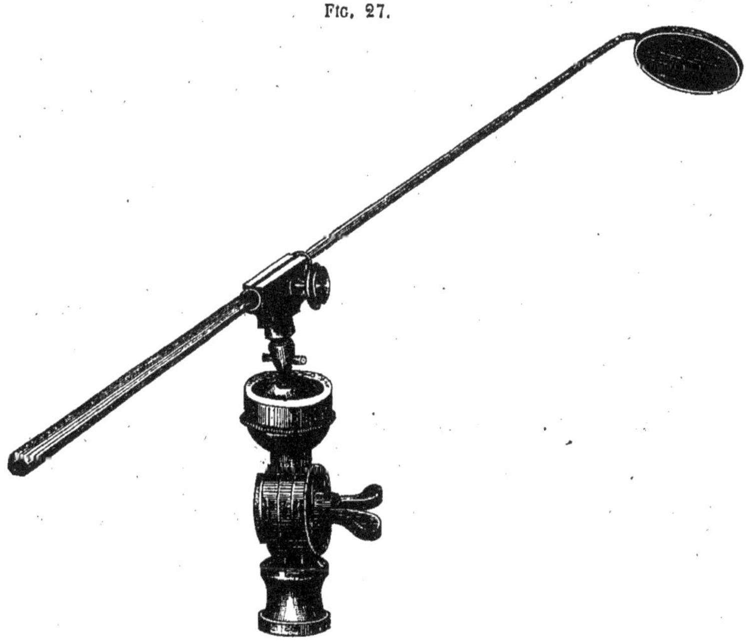

La tige du laryngoscope qui doit être, dans ce cas, plus longue qu'à l'ordinaire, est fixée, immédiatement au-dessus du point d'insertion du manche, dans une sorte d'étau muni d'une vis de pression, qui lui permet un mouvement de rotation autour de son axe longitudinal : tout mouvement en arrière est au contraire entravé par une petite plaque fixée à la tige en avant de l'étau. Cette sorte d'étau se visse au genou supérieur de mon appareil éclaireur (fig. 23 *f*) à la place du miroir concave (fig. 27).

On pourrait se servir, dans ce but, d'un appareil analogue à mon porte-loupe, qui serait en outre muni d'un seul tirant, et que l'on pourrait peut-être fixer, soit sur le dossier d'une chaise disposée convenablement pour les opérations laryngoscopiques, soit encore au moyen d'un bandeau frontal suffisamment fort.

Lorsqu'on veut se servir du laryngoscope, on le place dans l'étau de la manière qui est indiquée dans la figure, puis on le chauffe et on l'introduit.

Bien que l'appareil oppose une résistance qui n'est pas difficile à vaincre, le miroir conserve la position qu'on lui a donnée.

La tête du malade n'a pas toujours besoin d'être maintenue fixe, et on n'a presque jamais besoin d'être assisté d'un aide.

L'avantage de cette disposition, qui laisse la main droite libre pour le cas où l'on voudrait faire des applications topiques dans le larynx, ne paraîtra assurément pas douteux.

CHAPITRE IX.

EXPLORATION PAR UNE OUVERTURE ARTIFICIELLE DE LA TRACHÉE FAITE PAR LA TRACHÉOTOMIE.

Le docteur Neudörfer, qui est l'inventeur de ce mode d'exploration, se sert d'une canule de construction particulière, dont le conduit allongé vient se placer dans la trachée. Il introduit ensuite un très petit miroir métallique, attaché à une tige mince, dont la face brillante regarde en haut, et qui projette, par un trou pratiqué dans la canule, des rayons lumineux, ce qui permet de voir les parties du larynx qui se trouvent placées au-dessus de ce trou (1).

FIG. 28.

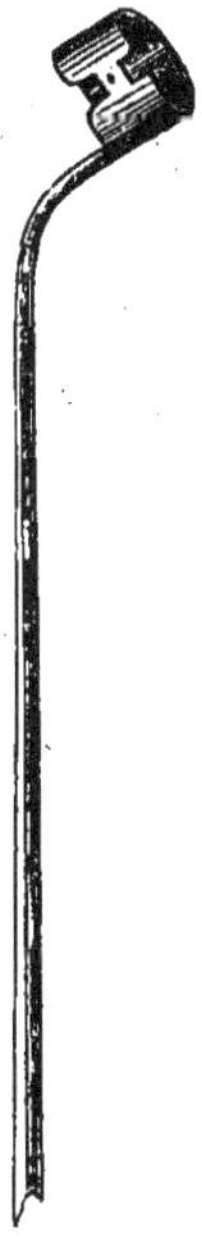

M. Czermak a eu le premier l'occasion d'employer cette méthode d'exploration dans des cas pathologiques (2).

Voulant perfectionner autant que possible la canule proposée par le docteur Neudörfer, j'ai fait des expériences sur divers instruments que j'avais fait construire d'après le principe du spéculum auriculaire de Kramer et du spéculum vaginal de Ricord, sans pouvoir obtenir des résultats satisfaisants. L'instrument que j'ai représenté figure 28, me paraît répondre mieux au but que l'on veut atteindre : il se compose

(1) *Oester. Zeitschrift für prakt. Heilkunde*, n° 46, 1858.

(2) *Wien. med. Woch.*, n° 11, 1859.

d'un tube très court, en packfong, dont la longueur ne dépasse pas celle du canal formé par la plaie, et qui est échancré sur ses deux bords. Les deux échancrures sont opposées l'une à l'autre, et si profondes qu'elles ne sont séparées que par un petit intervalle. A une distance d'un quart de cercle de ces échancrures, il vient s'attacher au petit tube une tige mince, flexible, courbée latéralement, munie d'un manche annulaire. Lorsqu'on introduit cet instrument dans le canal formé par la plaie, les échancrures sont tournées en bas, et en même temps le manche est maintenu par un aide.

Le petit miroir ovale auquel, dans le but d'éviter le coude, j'ai fait pratiquer au point d'insertion de la tige une petite échancrure cordiforme, s'avance, guidé par sa tige que l'on peut courber à volonté, sur le petit intervalle qui se trouve entre les deux échancrures.

Les avantages que présente l'emploi de cet instrument, consistent en ce que : 1° on obtient, pour le passage du petit miroir, un espace aussi étendu que possible, et, pour le miroir, une liberté de mouvement aussi grande que possible ; 2° on peut, selon qu'il est besoin, non-seulement faire tourner le tube et le petit miroir autour de leurs axes longitudinaux, mais aussi, en variant l'inclinaison du tube, modifier jusqu'à un certain point la direction du canal formé par la plaie. Dans les cas invétérés dans lesquels l'introduction et la sortie de la canule ne causent plus d'hémorrhagie et ne présentent plus aucun inconvénient, on pourrait, en ayant une provision de ces instruments, d'un prix d'ailleurs si peu élevé, présentant divers calibres et diverses longueurs, et des longueurs supérieures à celui qui est représenté dans la figure, effectuer à l'instant l'exploration dans les cas qui se présentent. Des explorations plus nombreuses que celles qu'il m'a été donné d'effectuer jusqu'ici, peuvent seules permettre de porter un jugement définitif sur la valeur de cet instrument au point de vue pratique.

En ce qui concerne l'éclairage, on doit faire remarquer que la lumière doit arriver en sens horizontal lorsque le malade est dans une position verticale. Le mode d'opérer peut être facilement déduit de ce que nous avons observé plus haut.

CHAPITRE X.

DE LA RHINOSCOPIE.

Bozzini, dans son *Lichtleiter*, avait, dès 1807, émis l'idée que l'on pouvait explorer la région située en arrière du voile du palais au moyen d'un double tube : l'un des tubes qui compose ce dernier, porte un miroir concave convenablement incliné, qui joue le rôle de miroir éclaireur, et l'autre est muni d'un miroir plan destiné à réfléchir l'image (1). En 1855, Wilde, dans son *Ohrenheilkunde*, dit avoir essayé d'explorer les orifices des trompes d'Eustache au moyen d'un petit miroir. Mais c'est Czermak qui a effectué le premier sur le vivant l'inspection de la cavité pharyngo-nasale, au moyen du laryngoscope (2). Lorsqu'il veut effectuer l'exploration rhinoscopique, il tire en avant et en haut, au moyen d'un crochet avec ou sans fenêtre, le voile du palais qu'il a fait distendre par l'intonation d'une voyelle nasale, afin de pouvoir introduire en dessous un laryngoscope dont la face réfléchissante regarde en haut.

J'ai proposé (*loc. cit.*, 13), dans le but de rendre l'exploration laryngoscopique plus facile, de tirer en avant la luette et le voile du palais avec elle. Pour arriver à ce résultat, j'ai commencé par faire usage d'une sorte de pince courbe : plus tard (*loc. cit.*, 15), je me suis

(1) Czermak, dans *Wien. med. Woch.*, n° 17, 1859.

(2) *Wien. med. Woch*, n° 32, 1859.

servi de l'instrument qui est représenté en petit dans la figure 29. Il est formé, comme le pince-pierre de Hunter, modifié par Civiale, d'une tige munie par derrière d'un anneau destiné à laisser passer le pouce, et divisée par devant en deux branches étroites munies de ressorts. Ces deux branches s'élargissent à leur extrémité en deux lames larges, planes, portant des entailles croisées, qui sont destinées à saisir la luette. La tige est renfermée dans une gaîne dont la propulsion détermine le rapprochement des ressorts et la fermeture des lames qui portent les entailles croisées : l'instrument est, comme le pince-pierre de Civiale, muni d'une vis de pression qui sert à fixer la gaîne dans la position qu'on lui a donnée en la poussant en avant (1).

FIG. 29.

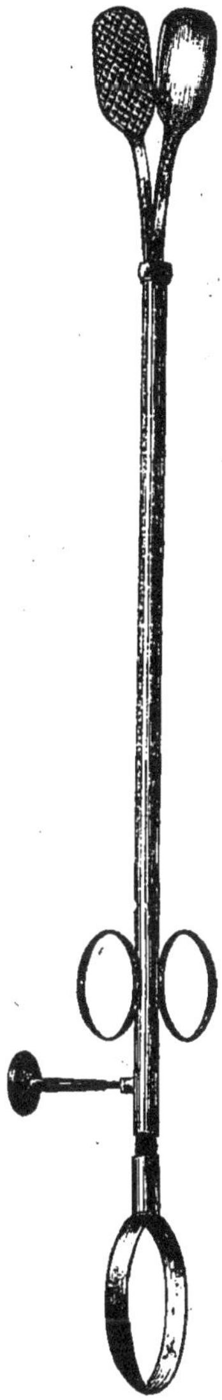

Pour effectuer l'exploration rhinoscopique, je commence par faire déprimer la langue par le malade lui-même au moyen du pince-langue. Il est superflu, dans un grand nombre de cas, d'essuyer la langue au moyen de pinceaux de charpie, ainsi que je l'avais pratiqué jusqu'ici. En effet, lorsque les lames des pinces sont assez larges et suffisamment entaillées, et

(1) Cet instrument, dont la gaîne et les anneaux sont en packfong, est fabriqué sur mes indications par Thürrigl, fabricant d'instruments de chirurgie (Alsergrund, 205), qui le vend au prix de 3 fl. 1/2, val. autr.

lorsque les branches qui les portent ne sont pas trop minces et sont convenablement disposées, de manière que, lorsque, avant de l'employer, on ferme l'instrument, les deux feuilles se rapprochent jusqu'à parfait contact, on réussit souvent à tirer la luette en avant et à l'y fixer pendant quelque temps, malgré son enduit muqueux.

Lorsqu'on ferme les feuilles, il faut avoir soin de maintenir entièrement fixe la tige enfermée dans la gaîne, en se servant pour cela du pouce que l'on tient immobile, pendant que l'on pousse en avant la gaîne sur la tige. En effet, sans cela, les feuilles s'éloigneraient de la luette au moment de la fermeture. La gaîne doit du reste être poussée vivement et aussi avant que possible sur les branches à ressorts que l'on a préalablement enduites d'un peu d'huile, afin de comprimer convenablement la luette, ce qui ne détermine point de sensation douloureuse ou n'en détermine qu'une très faible, et cause au plus de légères ecchymoses.

Immédiatement après leur fermeture, on fixe les feuilles au moyen de la vis de pression. Pour que la vue puisse pénétrer ensuite librement jusqu'au pharynx, on imprime un léger mouvement de rotation à l'instrument, et l'on fait passer ainsi les plans des lames dans une position horizontale.

On saisit alors l'instrument avec la main gauche; on le tire en avant avec précaution, puis on introduit avec la main droite un petit miroir laryngoscopique.

S'il se manifeste chez le malade des vomituritions, et s'il apparaît une certaine inquiétude, on ne doit pas relâcher tout de suite la luette; en effet, à force de persévérance et d'exhortations, on parvient souvent à calmer le malade.

Quelquefois une forte rotation de la tête paraît être utile, parce qu'elle permet d'obtenir plus de place pour l'un des orifices postérieurs des fosses nasales.

Lorsqu'il s'agissait de faire l'exploration au moyen de lumière réfléchie dans le sens horizontal, j'ai fait assez souvent usage avec succès d'un miroir plan de plus grande dimension (voir précédemment), vissé sur mon appareil éclaireur que je plaçais en arrière et latéralement à ma tête.

Pour avoir la main gauche libre et pouvoir m'en servir pour régler l'éclairage, etc., j'ai fixé plusieurs fois avec succès l'extrémité postérieure de l'instrument au moyen de la pince du bandeau frontal de Kramer, convenablement modifiée.

J'ai tâché de perfectionner les crochets usités pour soulever le voile du palais, afin d'éviter que le voile du palais ne glisse en arrière, en faisant munir l'extrémité amincie du crochet d'un bourrelet oblong, placé transversalement, et de faire construire des crochets assez flexibles pour qu'on pût sans difficulté modifier leur courbure au moyen d'une petite pince.

Il paraît résulter de mes expériences comparatives qu'on réussit souvent mieux à soulever en avant la luette avec le voile du palais au moyen de mon pince-luette, qu'à soulever le voile du palais en avant au moyen de crochets ainsi modifiés. Même, lorsque le voile du palais, la luette étant tout à fait courte, est attiré vers la paroi postérieure du pharynx, on peut saisir la luette au moyen de mon pince-luette pendant une distension momentanée, tandis que l'on ne pourra qu'avec difficulté se servir d'un crochet en pareille circonstance.

J'ai aussi essayé de fixer au moyen de la pince d'un bandeau frontal deux crochets palatins d'un degré de courbure différent, réunis par leurs extrémités postérieures au moyen d'une pièce intermédiaire munie d'entailles; mais ces tentatives ont échoué parce que le crochet palatin ne doit être tiré que dans une direction déterminée et avec une force constante et variable, suivant les circonstances, pour pouvoir tirer convenablement en avant le voile du palais, de manière qu'il ne s'échappe pas. En fixant le crochet palatin au moyen de la pince d'un bandeau frontal, on ne peut guère remplir ces conditions.

Il en est autrement du pince-luette : on n'est pas obligé de le tirer en avant dans une position déterminée; aussi la luette n'échappe-t-elle pas si l'on cesse tout à coup de tirer; le pince-luette peut donc très bien être fixé à l'aide d'un bandeau frontal, et, par suite, une des mains peut devenir libre, ce qui présente un grand avantage.

Enfin, pour saisir et tirer le voile du palais, j'ai essayé d'employer des instruments construits sur le principe du percuteur d'Heurteloup, et munis, comme le pince-luette, d'une gaîne, de feuilles entaillées et d'une vis de pression (*loc. cit.*, 15). Mais la compression du voile du palais a provoqué fréquemment une toux violente, et, même au point de vue mécanique, ces instruments n'ont pas rempli suffisamment le but proposé.

Vienne, 1860.

FIN.

Fig. 1.

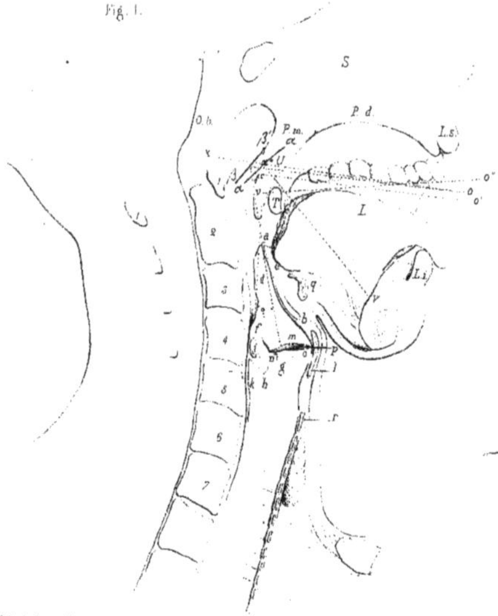

Fig. 2.

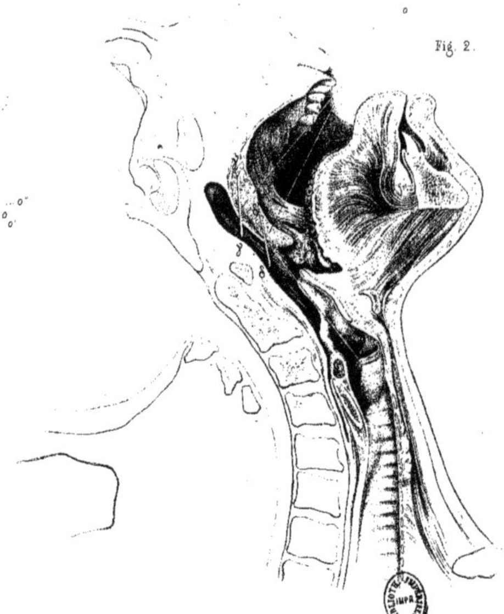

F. Lackerbauer lith.

Imp. Becquet à Paris.

J.B. Baillière et fils, Libraires à Paris.

EXPLICATION DE LA PLANCHE LITHOGRAPHIÉE.

FIGURE I. — Cette figure représente une coupe verticale de la tête pour une position droite.

FIGURE II. — Cette figure représente une coupe verticale de la tête pour une forte inclinaison en arrière.

Les têtes, après avoir été fixées par congélation dans les deux positions indiquées, ont été sciées à peu près suivant un plan médian. On a obtenu l'image en traçant d'abord les lignes sur le papier transparent dont on couvrait les coupes congelées.

1-7. Vertèbres cervicales.
O. b. Portion basilaire de l'occiput.
S. Cloison des fosses nasales.
P. d. Voûte du palais.
P. m. Voile du palais.
U. Luette.
L. s. Lèvre supérieure.
L. e. Lèvre inférieure.
L. Langue.
T. Amygdales.
a. b. Cartilage de l'épiglotte.
c. Angle de ce dernier avec la base de la langue.
d. Face intérieure de l'épiglotte.
e. Cartilage de Wrisberg.
f. Sommet du cartilage aryténoïde couronné par le cartilage de Santorini.
g. Tête du cartilage aryténoïde.
f. g. h. Face intérieure du cartilage aryténoïde.
i. Muscles transverses et obliques.
k. r. Cartilage cricoïde.
l. Cartilage thyroïde.
m. Ligament supérieur de la glotte.
n. o. Ligament inférieur de la glotte.
p. Glotte.
q. Os hyoïde.
$\alpha\alpha'$-gg'. Positions du laryngoscope, dans lesquelles on voit, ainsi que l'on doit facilement le comprendre, que la luette est soulevée par le dos du miroir.

TABLE DES MATIÈRES.

Paris. — Imprimerie de L. MARTINET, rue Mignon, 2.

J.-B. BAILLIÈRE ET FILS
LIBRAIRES DE L'ACADÉMIE IMPÉRIALE DE MÉDECINE,
Rue Hautefeuille, 19, à Paris.

LONDRES	NEW-YORK
Hippolyte Baillière, 219, Regent street.	Baillière Brothers, 440, Broadway.

MADRID, C. BAILLY-BAILLIÈRE, CALLE DEL PRINCIPE, 11.

Janvier 1861.

CLINIQUE MÉDICALE
DE
L'HOTEL-DIEU DE PARIS

PAR

A. TROUSSEAU,

PROFESSEUR DE CLINIQUE MÉDICALE DE LA FACULTÉ DE MÉDECINE DE PARIS,
Médecin de l'Hôtel-Dieu, Membre de l'Acadmie impériale de médecine,
Commandeur de la Légion d'honneur, grand officier de l'ordre du Lion et du Soleil de Perse,
Ex-représentant du peuple à l'Assemblée nationale, etc., etc.

Pour répondre aux désirs bien souvent exprimés par les nombreux élèves qui se pressent autour des lits et remplissent les bancs de l'amphithéâtre de l'Hôtel-Dieu, M. Trousseau vient de publier la *Clinique médicale de l'Hôtel-Dieu*.

Tous les médecins qui, sous la direction de l'illustre professeur, ont appris à examiner les malades, à interroger les appareils et les fonctions, à discerner les symptômes occupant le premier plan et ayant la signification la plus large, à connaître la marche des maladies, la plus importante des notions pour le praticien, seront heureux de trouver recueillies en corps de doctrine les nombreuses observations qui ont été la base de ce brillant et fécond enseignement. Ainsi rassemblés et commentés, ces faits parleront de manière à être entendus de loin et de tout le monde. Nous avons la conviction qu'ils seront médités avec fruit par les médecins.

Dans une brillante introduction, M. Trousseau trace les conditions auxquelles un enseignement est profitable, puis il montre comment le médecin arrive plein de savoir et de capacité à la pratique de son art. En tête de l'ouvrage se placent les **Fièvres éruptives**. M. Trousseau en signale ainsi l'importance. Il passe successivement en revue la *scarlatine*, la *rougeole*, la *variole*, l'*inoculation variolique*, la *vaccine*, la *varicelle*, la *roséole*, la *dothiénentérie*, le *typhus*, les *oreillons*. Les fièvres éruptives ayant offert à M. Trousseau les types les mieux caractérisés des maladies spécifiques, il s'arrête sur la question de la *spécificité* et de la *contagion*. M. Trousseau traite ensuite des **Exanthèmes**, qui lui présentent un point commun avec les fièvres éruptives, l'éruption. De nombreuses leçons sont consacrées aux *exanthèmes sudoraux*, à l'*urticaire* (fièvre ortiée), au *zona*, à l'*érythème noueux*, à l'*érythème papuleux*, à l'*érysipèle*, et principalement à l'*érysipèle de la face*, à l'*érysipèle des nouveau-nés*.

Les épidémies meurtrières de **Diphthérie** qui, depuis plusieurs années, sévissent sur divers points de la France et règnent également dans les pays étrangers, ont spécialement éveillé l'attention de M. Trousseau. Les faits qui se sont multipliés dans le service de la Clinique et dans sa pratique particulière l'amènent à exposer ses idées sur cet important sujet. Dans une série de leçons, M. Trousseau traite de l'*angine diphthérique* et du *croup*, de la *diphthérie maligne*, des *localisations diverses de la diphthérie*, de la *diphthérie buccale*. Il étudie encore la nature, le mode de transmission de la diphthérie, les altérations du sang, les intoxications générales, enfin les perturbations apportées dans l'organisme par le principe morbide qui engendre la diphthérie. Le savant clinicien s'arrête longuement sur la nature, les causes, les caractères de la *paralysie diphthérique*, sur les formes graves qu'elle présente, sur sa terminaison trop souvent fatale, et le traitement à opposer à ces paralysies; passe en revue les diverses médications proposées pour le traitement de la diphthérie et du croup, les procédés plus sûrs imaginés dans ces dernières années pour le cathétérisme du larynx, soumis au jugement de l'Académie de médecine, et qu'il a expérimentés lui-même. M. Trousseau décrit ensuite le manuel opératoire de la *Trachéotomie*. Il insiste sur les conditions dans lesquelles elle doit être pratiquée, sur le pansement, sur la cautérisation de la plaie, etc.

M. Trousseau embrasse dans un tableau étendu les **Angines**; il parle successivement de toutes les espèces d'angines couenneuses de la gorge qui ont été confondues et donnent le plus souvent encore lieu à des erreurs de diagnostic, particulièrement de l'*angine couenneuse commune* (herpès du pharynx). Il décrit les angines gangréneuses par excès d'inflammation, survenant comme complication de maladies graves, qui débilitent profondément l'économie, puis comme complication des angines couenneuses, scarlatineuses, de l'angine diphthérique, enfin l'angine *gangreneuse primitive* et l'*angine phlegmoneuse*.

Le **Muguet**, que bien des auteurs confondent avec les affections couenneuses, est l'objet d'un chapitre important. M. Trousseau étudie avec les micrographes les lésions pathologiques qui caractérisent le muguet, les diverses espèces de muguet, puis arrive au traitement. A propos de l'*angine striduleuse*, il établit le diagnostic différentiel entre le *croup* et le *faux croup*, il montre combien l'angine striduleuse diffère du croup pseudo-membraneux par sa nature, par le mode d'invasion des accès, par la marche des accidents, il donne ses caractères particuliers, son pronostic, et son traitement.

Ne pouvant poursuivre d'une façon complète l'analyse de ces leçons cliniques, nous nous contenterons de mentionner les principales affections bronchiques et pulmonaires dont il est parlé dans les trois cents dernières pages. Ce sont la *coqueluche*, l'*asthme*, l'*hémoptysie*, la *bronchorrée*, la *phthisie pulmonaire*, la *gangrène du poumon*, les *abcès pulmonaires*, *vomiques*, *péripneumoniques*, la *pneumonie et ses diverses variétés* (la pneumonie franche exempte de toute complication, la pneumonie érysipélato-phlegmoneuse, avec délire, enfin la pneunomie du sommet); citons encore la *pleurésie* et l'opération de la paracentèse de la poitrine, les épanchements traumatiques de sang dans la plèvre, la péricardite et la paracentèse du péricarde, les affections organiques du cœur et l'angine de poitrine.

Ces lignes donneront une idée bien imparfaite de tout l'intérêt qu'offre ce premier volume, des recherches patientes et de la longue expérience qu'il résume.

La *Clinique médicale de l'Hôtel-Dieu de Paris* formera deux volumes in-8 de 800 pages. Le tome Ier est en vente. — Prix : *franco par la poste*, 10 fr.

Prière de joindre à la demande un mandat sur Paris.

Le tome II est sous presse.

LA PATHOLOGIE CELLULAIRE

BASÉE SUR L'ÉTUDE

PHYSIOLOGIQUE ET PATHOLOGIQUE DES TISSUS

Par Rudolf VIRCHOW

Professeur d'Anatomie pathologique, de Pathologie générale et de Thérapeutique à la Faculté de Berlin,
Médecin de la Charité et Directeur de l'Institut pathologique de cette ville,
Membre correspondant de l'Institut de France.

TRADUIT DE L'ALLEMAND SUR LA SECONDE ÉDITION

Par le docteur PAUL PICARD.

ÉDITION REVUE ET CORRIGÉE PAR L'AUTEUR.

Avec 144 Figures.

Cédant aux vives instances de nombreux praticiens, éloignés depuis longtemps des bancs de la Faculté et entraînés par la clientèle loin des études de science pure, M. Virchow fut amené à résumer ses travaux et professa, devant des auditeurs sérieux et désireux de profiter des découvertes histologiques récentes, un cours sur la pathologie cellulaire. Ce cours, qui comprend les vingt leçons dont nous donnons la traduction au public, est le résumé de la carrière scientifique de M. Virchow et des principaux travaux contemporains ; il offre surtout cet avantage d'être mis à la portée de tous ceux qui n'ont pas suivi régulièrement les progrès que l'histologie a faits les dix dernières années, et de reprendre la question *ab ovo.* — L'auteur va du simple au composé, et tous ceux qui auraient négligé les études d'histologie normale seront à même de suivre pas à pas chaque transformation, chaque évolution pathologique importante. Des figures nombreuses, représentation exacte des préparations qui ont servi aux cours de Berlin, compléteront la compréhension d'un texte que M. Virchow s'est efforcé de rendre clair et précis.

Pour fonder une doctrine durable, il fallait joindre à l'histologie physiologique la notion de la physioliogie pathologique, étudier l'évolution des phénomènes vitaux, la manifestation des lois vitales lorsqu'ils se produisent dans des conditions anormales, sous des influences pathologiques.

Cette tâche difficile, M. Virchow s'est efforcé de la remplir. Vingt années de travaux opiniâtres, de recherches consciencieuses, de labeurs incessants, lui ont permis de créer la Pathologie cellulaire.

Qu'on ne s'attende pas à une révolution, c'est simplement une réforme. Le célèbre professeur n'est pas de ceux qui croient que la médecine ne commence qu'à eux.— Il regarde les anciens comme des observateurs sagaces et intelligents; il tient compte de leurs travaux et de leurs idées; il a même rétabli plusieurs de leurs dénominations, tout en élargissant l'acception et l'expliquant d'une manière conforme aux progrès de la science. Il s'est efforcé de conserver ce que les systèmes avaient de vrai, et, il le sait mieux que tout autre, sa Pathologie cellulaire, vigoureuse ébauche d'un homme de génie, n'est pas le tableau complet et définitif, l'œuvre à laquelle il n'y a rien à changer.

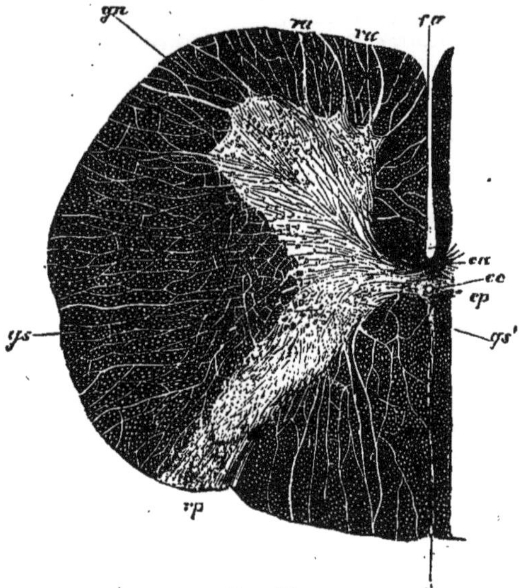

FIG. 90.
Moitié d'une coupe transversale de la moelle épinière, faite dans la portion cervicale.

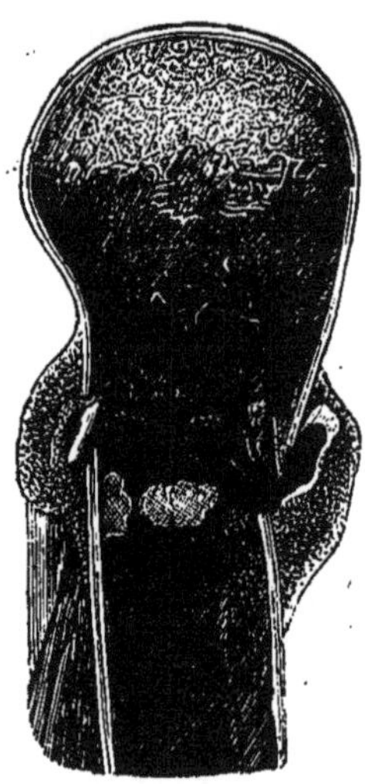

FIG. 135.
Fracture transversale de l'humérus; cal en voie de formation âgé environ de 15 jours.

Nous n'essayerons pas de donner ici une idée de la doctrine de Virchow. Sa clarté, sa concision, ne nous permettent pas de tronquer ses pensées. Le professeur s'adresse au bon sens; désireux de convaincre, il ne néglige jamais d'apporter les preuves à l'appui des opinions qu'il émet; aussi à côté de la loi on trouvera toujours les faits qui ont servi à l'établir.

Tous les médecins qui ont suivi son cours, examiné ses préparations, écouté ses leçons, ont été convaincus. Puisse cette traduction, soigneusement revue par M. Virchow, convaincre pareillement nos compatriotes, et nous serons heureux si la doctrine de ce savant maître peut être connue du premier public médical de l'Europe, d'une nation si prompte à s'enthousiasmer pour les grandes idées.

TRAITÉ

DE

PATHOLOGIE EXTERNE

ET DE

MÉDECINE OPÉRATOIRE

AVEC DES

RÉSUMÉS D'ANATOMIE DES TISSUS ET DES RÉGIONS

PAR

AUG. VIDAL (DE CASSIS),

Chirurgien de l'hôpital du Midi,
Professeur agrégé à la Faculté de médecine de Paris, Lauréat de l'Institut de France,
Membre fondateur de la Société de chirurgie, etc.

CINQUIÈME ÉDITION

REVUE, CORRIGÉE, AVEC DES ADDITIONS ET DES NOTES

Par le docteur FANO,

Professeur agrégé à la Faculté de médecine de Paris,
Ex-prosecteur de la même Faculté, lauréat de l'École pratique (1er prix, 1846),
Ex-interne et lauréat (1846-1847) des hôpitaux,
Membre de la Société anatomique.

Illustré de 761 figures intercalées dans le texte.

Lorsque la mort vint ravir M. Vidal à la science, à ses élèves et à ses amis, nous avons dû penser au choix d'un chirurgien instruit pour revoir la cinquième édition du *Traité de pathologie externe.* Dix années d'enseignement libre de la chirurgie à l'École pratique de Paris, de nombreux concours à la Faculté et dans les hôpitaux, nous désignaient M. le docteur Fano. Pour soutenir la réputation justement méritée de l'œuvre de Vidal, il fallait chercher à la perfectionner, et cette œuvre était difficile. Nous essayerons de donner une idée sommaire des changements et des additions faits à cette cinquième édition.

Dans le premier volume, M. Fano a ajouté nombre d'articles nouveaux sur les anesthésiques, sur les plaies, sur la galvano caustique, sur plusieurs procédés opératoires nouveaux, entre autres l'écrasement linéaire, etc.

Dans le second volume, les additions ne sont pas moins considérables. — Beaucoup d'articles ont été refaits. — Les articles relatifs aux enchondromes ont été modifiés. — Le chapitre si important des fractures et des luxations a été refait complétement. — De nombreuses figures nouvelles propres à donner une idée des appareils généralement usités dans les diverses espèces de fractures ont été ajoutées à cette édition. La vue de ces dessins en apprendra beaucoup plus que les descriptions les plus claires.

Le troisième volume dont une grande partie est réservée aux maladies des yeux, a reçu des additions non moins importantes. Une large place a été réservée à l'ophthalmoscopie. — Des figures soignées faciliteront au lecteur l'intelligence de cette intéressante partie de l'oculistique.

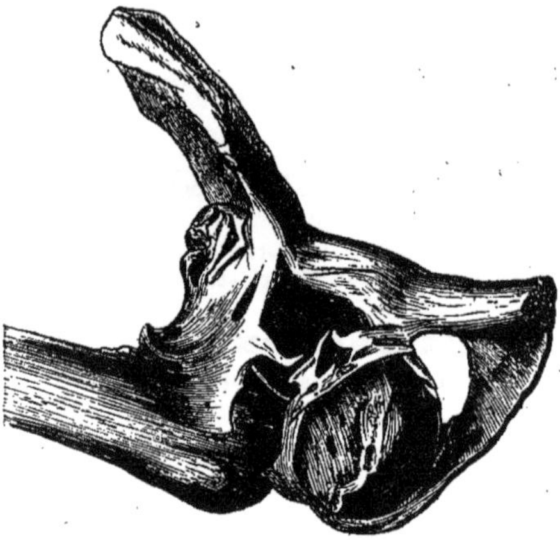

Fig. 272.
Luxation ischio-pubienne incomplète.

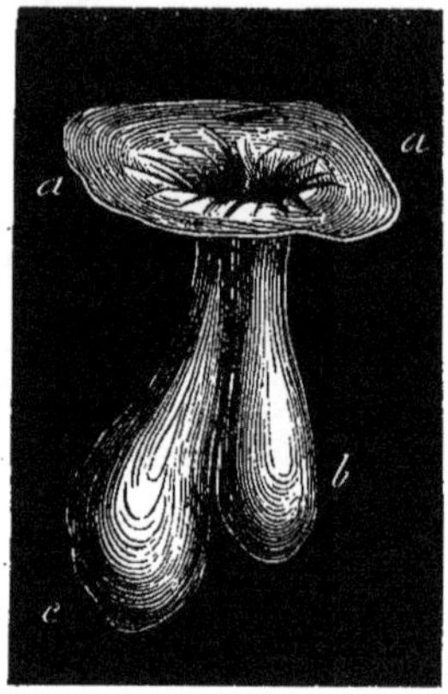

Fig. 400.
Deux sacs de hernies inguinales externes du côté gauche.

Dans le quatrième volume, les maladies des mamelles, de l'abdomen, de l'anus et du rectum, de l'urèthre, de la prostate et de la vessie, ont été présentées avec de nouveaux développements et avec de nouvelles figures.

Nous signalerons, dans le cinquième volume, comme ayant été remaniés, les articles relatifs aux maladies des reins, du testicule, du pénis, des organes génitaux de la femme. On trouvera une nouvelle description des maladies de la main et des doigts.

Tous ces changements, toutes ces additions, n'ont porté aucune atteinte à la disposition primitive de l'ouvrage. Le texte ne se trouve nulle part interrompu; le nouveau n'est séparé de l'ancien que par des crochets [ ] qui indiquent les limites des additions.

On a ajouté aux six cents figures qui accompagnaient les éditions précédentes plus de cent soixante figures nouvelles, intercalées dans le texte.

Pour mettre le livre de Vidal au courant de la science, M. Fano a puisé dans de nombreux ouvrages, dans les journaux périodiques.

Le *Traité de pathologie externe et de médecine opératoire* est complet en 5 volumes in-8 de chacun 800 pages, avec 761 figures intercalées dans le texte. Prix : 40 fr.

GUIDE
DU
MÉDECIN PRATICIEN
OU RÉSUMÉ GÉNÉRAL
DE PATHOLOGIE INTERNE
ET DE THÉRAPEUTIQUE APPLIQUÉES

PAR

F. L. I. VALLEIX,
MÉDECIN DE L'HÔPITAL DE LA PITIÉ,
Membre de la Société médicale d'observation et de la Société anatomique de Paris,
de la Société médicale des hôpitaux, etc.

QUATRIÈME ÉDITION

REVUE, AUGMENTÉE, ET CONTENANT LE RÉSUMÉ DES TRAVAUX LES PLUS RÉCENTS,
PAR MM. LES DOCTEURS

V.-A. RACLE
Médecin des hôpitaux de Paris,
ex-chef de clinique médicale de la Faculté de médecine.

P. LORAIN
Médecin des hôpitaux de Paris,
Professeur agrégé de la Faculté de médecine de Paris,
membre de la Société de biologie.

En entreprenant cette réimpression, les nouveaux éditeurs, MM. Racle et Lorain, ont compris qu'il fallait conserver à cette œuvre tous ses avantages si justement appréciés par les praticiens et les élèves.

Mais il ne convenait pas de faire une réimpression pure et simple.

MM. Racle et Lorain ont cru devoir d'abord restituer aux *Fièvres* leur place véritable et en signaler l'importance en les plaçant en tête de l'ouvrage. Sous le titre de *fièvres et maladies pestilentielles* (livre Ier) ils ont groupé les *fièvres continues*, les *fièvres éruptives*, les *fièvres intermittentes*, le *choléra*, etc., disséminés auparavant dans toutes les autres classes.

La création d'un livre nouveau (livre II) sous le titre de *maladies constitutionnelles* leur a permis de rapprocher la *goutte*, le *rhumatisme*, la *syphilis*, les *scrofules*, l'*anémie*, la *chlorose*, la *leucocythémie*, le *scorbut*, la *glycosurie*, etc.

Les *névroses*, qui marquent réellement la transition entre les maladies générales et les maladies locales ont dû venir ensuite pour former le livre IIIe.

Nous pourrions citer encore nombre d'inversions utiles dans les XII livres qui composent cet ouvrage.

Mais ce n'est pas tout : après avoir introduit dans l'ensemble de l'œuvre, les modifications nécessitées par les progrès modernes de la pathologie et de la thérapeutique, il fallait ajouter de nouveaux tableaux synoptiques de diagnostic différentiel, il fallait, par de nombreuses additions, remettre chaque chapitre, chaque article au niveau de la science, et résumer les travaux importants et nouveaux qui ont changé l'état de nos connaissances : c'est ce qu'ont fait MM. Racle et Lorain : ils ont analysé tous les livres, tous les mémoires, et même, nous pourrions dire, tous les articles de journaux qui ont paru depuis l'édition précédente.

Nous signalerons principalement les *additions faites aux articles suivants :*

Tableau et formes de la fièvre typhoïde, syphilisation, étiologie de la glycosurie, causes de l'épilepsie, hystérie, asphyxie, observations nouvelles sur la dilatation des bronches, ulcère simple de l'estomac, invaginations de l'intestin, hépatite aiguë, observations nouvelles sur l'incontinence et la rétention d'urine, sur les maladies de la prostate et des vésicules séminales, etc., etc.

Mais la partie la plus importante du travail de MM. Racle et Lorain consiste dans la composition d'articles nouveaux, et le remplacement complet d'articles de l'édition précédente.

Les *articles* suivants ont été entièrement *refaits :*

Typhus et typhus fever, fièvre puerpérale, fièvre bilieuse grave des pays chauds, scrofules, leucocythémie, catalepsie, paraplégie nerveuse, muguet, vomissements incoercibles, inanition, étranglement interne, colique nerveuse, vers intestinaux, congestion sanguine ou hypérémie du foie, état gras du foie, hydatides du foie, maladies du pancreas, péritonite chronique, cystite aiguë et chronique, leucorrhée, amenorrhée, dysmenorrhée, métrite externe ou du col de l'utérus, métrite interne, névralgie de l'utérus, hystéralgie, déviations utérines, hématocèle péri-utérine, kystes des ovaires, considérations sur les maladies du système osseux et musculaire, otite, considérations générales sur les maladies de la peau, eczéma, herpès, acné, sycosis, prurigo, purpura hemorrhagica, pellagre sporadique.

Les *articles nouveaux* sont les suivants :

Cancer, tubercules, diphthérite, maladie d'Addison, vertige nerveux, nervosisme, méningite rhumatismale, spasme de la glotte, congestion pulmonaire, altération du parenchyme pulmonaire par des matières pulvérulentes, asystolie, vices de conformation du cœur, embolies, affections diverses des veines, hémophilie, hématologie, angine glanduleuse, paralysies consécutives à la diphthérite, dyspepsie, albuminurie, vaginite diphthéritique, tumeurs sanguines ou thrombus de la vulve et du vagin, fongosités intra-utérines, métrite parenchymateuse, engorgement de l'utérus, hypertrophie de l'utérus, maladie du sein, hématidrose, maladies charbonneuses, pustule maligne et œdème charbonneux, alcoolisme, iodisme, empoisonnement par le chloroforme, par le sulfure de carbone, animaux parasites, etc.

On verra facilement ce qui appartient aux nouveaux éditeurs par la précaution qui a été prise d'intercaler leurs additions entre deux crochets [ ].

La quatrième édition du **Guide du médecin praticien** est complète en 5 beaux volumes in-8 de 800 pages chacun.

Prix de l'ouvrage complet, 45 francs.

Paris. — Imprimerie de L. MARTINET, rue Mignon, 2.

J.-B. BAILLIÈRE et FILS

LIBRAIRES DE L'ACADÉMIE IMPÉRIALE DE MÉDECINE,

Rue Hautefeuille, 19, à Paris;

Londres, H. BAILLIÈRE, 219, Regent street;

New-York, BAILLIÈRE brothers, 440, Broadway;

MADRID, C. BAILLY-BAILLIÈRE, CALLE DEL PRINCIPE, N° 11.

Juillet 1860.

ICONOGRAPHIE
OPHTHALMOLOGIQUE

OU DESCRIPTION, AVEC FIGURES COLORIÉES,

DES MALADIES DE L'ORGANE DE LA VUE

COMPRENANT L'ANATOMIE PATHOLOGIQUE,
LA PATHOLOGIE ET LA THÉRAPEUTIQUE MÉDICO-CHIRURGICALES

PAR J. SICHEL

PROFESSEUR DE CLINIQUE OPHTHALMOLOGIQUE,
Docteur en médecine et en chirurgie des Facultés de Berlin et de Paris,
Officier de la Légion d'honneur, commandeur et chevalier de plusieurs ordres,
Médecin-oculiste des Maisons impériales d'éducation de la Légion d'honneur, etc.

OUVRAGE COMPLET

2 vol. grand in-4° dont 1 vol. de 840 pages de texte et 1 vol. de 80 planches dessinées d'après nature, gravées et coloriées avec le plus grand soin, et un texte explicatif. — Prix, 172 fr. 50 c.

Demi-reliure, dos de maroquin, non rogné, tranche supérieure dorée : 14 fr.

L'ouvrage que vient de terminer M. le docteur Sichel, sous le titre d'*Iconographie ophthalmologique*, est le résultat de près de trente années de pratique. L'auteur n'a voulu commencer cette publication qu'après avoir rassemblé un assez grand nombre d'observations et de dessins originaux pour pouvoir choisir les faits et les figures caractéristiques, servant de types, et en même temps s'être assuré les moyens d'arriver, sous le rapport de la bonne exécution des planches, à un degré de perfection qui n'a pas été encore atteint.

Le texte, à part une explication sommaire des figures, se compose de deux parties, l'une pratique, l'autre théorique.

La *première partie* est formée par les observations qui servent de description aux dessins. Ces observations remontent, pour la plupart, à dix, quinze et vingt ans : nouvelle garantie pour la valeur des idées, déduites de faits aussi anciens, et que l'expérience, depuis lors, a si fréquemment ramenés sous les yeux de M. Sichel. C'est là une partie essentielle dans laquelle il faudra chercher tous les exemples, tous les préceptes de la thérapeutique. Ici, comme dans son enseignement clinique, l'auteur a cru devoir toujours rattacher ces préceptes aux observations particulières dont ils découlent, afin de les présenter comme des conséquences logiques de faits bien avérés, et non comme des théories préconçues.

La *seconde partie* a pour but de relier les observations par une exposition méthodique et concise, destinée à unir les planches et leurs descriptions en un tout plus homogène, à les présenter dans un ordre plus logique, à les coordonner en une série systématique et non interrompue, enfin, à en faire en quelque sorte un *Traité clinique des maladies des yeux*, commenté et rendu pratique par une série de figures.

L'auteur et les éditeurs ont pensé que par la gravure au burin, qui permet d'exprimer avec précision une infinité de détails importants, ils parviendraient à présenter un ouvrage sans analogue dans la science. Les planches, imprimées en couleur, sont retouchées au pinceau, et, comme moyen d'exécution irréprochable, nous avons eu recours pour les détails plus minutieux, tels que les injections vasculaires si caractéristiques des membranes internes, à l'emploi de planches doubles, l'une de fond, pour la partie principale des figures, l'autre de repère, pour les parties accessoires et plus fines. C'est, aidé par d'habiles graveurs, fidèles interprètes des dessins de M. Émile Beau, et de M. Lackerbauer, que nous présentons ce livre comme la plus haute expression de l'état actuel de la science et de l'art.

Sous le rapport des dessins originaux, nous pouvons dire qu'il sera difficile, pour ne pas dire impossible, d'atteindre à un plus haut degré de perfection. Pendant un grand nombre d'années, M. Émile Beau a mis son talent exclusivement à la disposition de l'auteur; il a peint ainsi pour lui tous les cas remarquables qui se sont présentés à sa clinique ou dans sa pratique particulière, et qui ont paru à M. Sichel dignes d'être offerts comme types. En s'occupant si longtemps de la représentation des maladies oculaires, M. Beau a acquis une rare facilité à saisir et à reproduire la vérité pathologique dans ses nuances les plus délicates.

Les planches consacrées à l'*anatomie microscopique de la cataracte*, à l'*ophthalmoscope*, ont été dessinées avec non moins de perfection par M. Lackerbauer.

Si l'expression n'était pas trop ambitieuse, nous dirions qu'on peut regarder les figures qui composent cet ouvrage, non-seulement comme la fidèle représentation, mais presque comme l'équivalent de la nature. Partout le modèle a été consciencieusement, servilement copié dans ses formes, ses dimensions, ses teintes. Rien n'est inventé, rien n'est embelli, exagéré, ni fait à peu près. Les points, les moindres stries ont été comptés. De cette manière, rien de faux, rien d'imaginaire n'a pu se glisser dans ces reproductions graphiques, qui, par conséquent, peuvent avoir la prétention d'expliquer, d'éclairer et de contrôler non-seulement les descriptions de l'auteur, mais encore celles de tous ceux qui ont traité la même matière.

Comme on le voit, le but de l'auteur est en même temps pratique et scientifique : enseigner la partie de l'ophthalmologie qu'on n'apprend pas dans les livres, le diagnostic, base de tout traitement rationnel, auquel on n'arrive qu'en se familiarisant avec les formes et l'aspect des maladies par un examen répété. C'est cet examen qui manque aux jeunes praticiens, car malheureusement la clinique ophthalmologique n'a pas encore trouvé en France une assez large place dans l'enseignement officiel de la médecine. Cette lacune, M. Sichel a cherché à la combler par un long enseignement libre et par la publication de l'*Iconographie ophthalmologique*. Il a voulu qu'un médecin, en comparant les figures et la description, pût reconnaître et guérir la maladie représentée, quand il la rencontrerait dans sa pratique.

Il est peu de médecins français ou étrangers qui, venant étudier à Paris, n'aient suivi la clinique ophthalmique de M. le professeur Sichel, où chaque jour se présentent les faits les plus curieux sur les diverses maladies qui peuvent affecter l'organe de la vue. Tous savent avec quel soin et quel scrupule M. Sichel interroge et examine les malades, avec quelle exactitude et quelle sûreté il caractérise le diagnostic et formule le mode de traitement de ces maladies souvent si compliquées.

L'*Iconographie ophthalmologique* est complète en 2 volumes grand in-4°, publiés en 23 livraisons, dont 20 composées chacune de 28 pages de texte et de 4 planches dessinées d'après nature, gravées, imprimées en couleur et retouchées au pinceau avec le plus grand soin (quelques planches représentant les instruments sont en noir), et 3 livraisons (17 *bis*, 18 *bis* et 20 *bis*) de texte complémentaires.— Prix, 172 fr. 50 c.

On peut encore souscrire en retirant une livraison par mois. — Prix de la livraison, 7 fr. 50 c.

TRAITÉ D'ANATOMIE CHIRURGICALE
ET DE CHIRURGIE EXPÉRIMENTALE

PAR J.-F. MALGAIGNE.

Professeur de médecine opératoire à la Faculté de médecine de Paris,
Chirurgien de l'hôpital Saint-Louis, membre de l'Académie impériale de médecine.

2e édition considérablement augmentée, 1859, 2 forts vol. in-8, 18 fr.

TRAITÉ
DES FRACTURES ET DES LUXATIONS

Par J.-F. MALGAIGNE,

OUVRAGE COMPLET. 2 forts vol. in-8, avec un atlas in-folio de 30 planches dessinées au diagraphe et lithographiées avec le plus grand soin.

Prix : 33 francs.

Séparément le tome II, 1855, in-8 de 1,100 pages, avec un atlas de 14 pl. et le texte explicatif des deux parties. — Prix : 16 fr. 50 c.

Nous venons offrir au public un ouvrage qui a pour objet de remplir une lacune dans notre littérature chirurgicale. L'Angleterre et l'Allemagne comptent de nos jours plusieurs traités sur les fractures et les luxations, et peut-être y a-t-il lieu de s'étonner que la France soit restée en arrière.

La vérité, tel est le grand caractère que M. Malgaigne s'est efforcé de donner à cet ouvrage. Au point de vue historique, il a présenté l'ensemble de toutes les doctrines, de toutes les idées, depuis l'origine de l'art jusqu'à nos jours, en recourant aux sources originales. Au point de vue dogmatique, il n'a rien affirmé qui ne fût appuyé par des faits, soit de sa propre expérience, soit de l'expérience des autres. Là où l'observation clinique faisait défaut, il a cherché à y suppléer par des expériences, soit sur le cadavre de l'homme, soit sur les animaux vivants; mais par-dessus tout, il a tenu à jeter sur une foule de questions controversées le jour décisif de l'anatomie pathologique, et c'est là l'objet de son atlas.

Outre les ressources de sa propre collection, M. Malgaigne a mis à contribution les trois grands musées de la capitale, le musée des hôpitaux, le musée Dupuytren, le musée du Val-de-Grâce, enfin les cabinets particuliers. M. Malgaigne a eu à sa disposition plus de richesses que jamais peut-être aucun auteur n'en a possédé.

DES ANOMALIES ARTÉRIELLES
CONSIDÉRÉES DANS LEURS RAPPORTS AVEC LA PATHOLOGIE ET LES OPÉRATIONS CHIRURGICALES

Par J. DUBRUEIL,

Professeur d'anatomie à la Faculté de médecine de Montpellier, officier de la Légion d'honneur, membre correspondant de l'Académie impériale de médecine, etc.

Un volume in-8 de 480 pages,

Accompagné d'un Atlas in-4 de 17 pl. coloriées. Prix : 20 francs.

TARNIER (S.). **Des cas dans lesquels l'extraction du fœtus est nécessaire** et des procédés opératoires relatifs à cette extraction, par le docteur S. Tarnier, professeur agrégé de la Faculté de médecine, ancien interne lauréat des hôpitaux et de la Maternité. Paris, 1860, in-8, VIII-228 pages, avec 6 figures intercalées dans le texte. 3 fr. 50

TRAITÉ
DE
CHIRURGIE PLASTIQUE

Par le docteur JOBERT (de Lamballe),

Professeur à la Faculté de médecine de Paris, membre de l'Institut de France,
Chirurgien de l'Hôtel-Dieu, chirurgien de Sa Majesté l'Empereur,
Membre de l'Académie de médecine, commandeur de la Légion d'honneur, etc.

2 beaux volumes in-8, avec atlas in-folio de 18 planches dessinées d'après nature, gravées et coloriées avec soin. 50 fr.

Pour faire comprendre la haute portée chirurgicale de l'ouvrage de M. Jobert, il suffit d'indiquer les sujets qui y sont traités, savoir : Des cas qui réclament l'autoplastie, des préparations auxquelles il convient de soumettre les parties intéressées dans l'opération. — Des parties qui doivent entrer dans la composition du lambeau et des tissus propres à le former. — Des méthodes autoplastiques. — Application pratique, autoplastie crânienne, faciale, et de l'appareil de la vision. — De la rhinoplastie ou réparation du nez, de la réparation des joues, de la bouche (stomatoplastie). — De la trachéoplastie, de la thoracoplastie. — Autoplastie des membres supérieurs. — Autoplastie du canal intestinal et dans les hernies. —Autoplastie des organes génitaux de l'homme (testicules, fistule urinaire, périnée). — Autoplastie des organes génito-urinaires de la femme, vice de conformation des grandes et petites lèvres, oblitération de la vulve et du vagin. —Autoplastie de l'urèthre et de la vessie chez la femme ; fistules vésico-vaginales, chapitre important qui occupe plus de 400 pages.

Les dix-huit planches du bel atlas qui accompagne cet ouvrage comprennent : pl. 1re, Méthode autoplastique par renversement; pl. 2 et 3, Sourcil de nouvelle formation et réparation de la paupière; pl. 4, Réparation de la joue, autoplastie de la jambe; pl. 5, Thoracoplastie; pl. 6, Anus contre nature guéri par la méthode par renversement; pl. 7, 8 et 9, Fistules uréthrales et scrotales; pl. 10, 11 et 12, Dispositions anatomiques des parties intéressées dans l'opération des fistules vésico-vaginales; pl. 13, Représentation des trois temps du procédé opératoire de la fistule vésico-vaginale; pl. 14, Érythème des parties génitales; pl. 15, 16 et 17, Opérations de fistules vésico-vaginales; pl. 18, Instruments divers.

TRAITÉ DES FISTULES

VÉSICO-UTÉRINES, VÉSICO-UTÉRO-VAGINALES, ENTÉRO-VAGINALES ET RECTO-VAGINALES,

PAR LE DOCTEUR **JOBERT (de Lamballe).**

In-8 de 420 pages, avec figures intercalées dans le texte. — 7 fr. 50 c.

Ouvrage servant de complément au *Traité de chirurgie plastique.*

LE GENDRE (E.-Q.). **De la chute de l'utérus,** par le docteur E.-Q. Le Gendre, ancien prosecteur de l'École anatomique des hôpitaux, lauréat de l'Institut, de la Faculté de médecine, membre de la Société anatomique. Paris, 1860, in-8 de 178 pages, avec 8 planches lithographiées. 3 fr. 50

TRAITÉ THÉORIQUE ET PRATIQUE DES MALADIES DE L'OREILLE ET DES ORGANES DE L'AUDITION

PAR LE DOCTEUR

J.-P. BONNAFONT,

Médecin principal à l'Ecole impériale d'application d'état-major,
Membre du Comité de visites à l'état major général de la première Division militaire,
ex-Chirurgien en chef de l'hôpital militaire du Roule,
Membre correspondant de l'Académie impériale de Paris.

Paris, 1860. 1 vol. in-8 de 668 pag., avec 22 fig. intercalées dans le texte.
Prix : 9 francs.

DE LA SYPHILISATION ET DE LA CONTAGION DES ACCIDENTS SECONDAIRES DE LA SYPHILIS

COMMUNICATIONS A L'ACADÉMIE DE MÉDECINE

PAR MM. RICORD, BÉGIN, MALGAIGNE, VELPEAU, DEPAUL, GIBERT, LAGNEAU, LARREY, MICHEL LÉVY, GERDY, ROUX,

Avec les communications de MM. AUZIAS-TURENNE et C. SPERINO, à l'Académie des sciences de Paris et à l'Académie de médecine de Turin.

Paris, 1853, in-8 de 384 pages. — Prix : 5 fr.

EXPOSITION CRITIQUE ET PRATIQUE DES NOUVELLES DOCTRINES SUR LA SYPHILIS

SUIVIE D'UNE

Étude sur les nouveaux moyens préservatifs des Maladies vénériennes

Par le docteur P. DIDAY

Ex-médecin en chef de l'hospice de l'Antiquaille de Lyon.

1857, 1 vol. in-12, de 450 pages. — Prix : 3 fr. 50 c.

TRAITÉ THÉORIQUE ET PRATIQUE DE LA MÉTHODE ANESTHÉSIQUE

APPLIQUÉE

A LA CHIRURGIE ET AUX DIFFÉRENTES BRANCHES DE L'ART DE GUÉRIR.

Par le docteur E.-F. BOUISSON,

Professeur de clinique chirurgicale à la Faculté de médecine de Montpellier,
Chirurgien de l'hôpital Saint-Eloi, etc.

Un vol. in-8 de 560 pages, avec figures. — 7 fr. 50 c.

DE L'INFECTION PURULENTE OU PYOÉMIE

Par le Docteur CH. SÉDILLOT,

Chirurgien en chef de l'hôpital militaire de Strasbourg, Professeur de clinique chirurgicale à la Faculté de médecine, etc.

1849. Un vol. in-8° de 520 pag. avec 3 pl. coloriées. 7 fr. 50 c.

TRAITÉ PRATIQUE SUR LES MALADIES

DES ORGANES GÉNITO-URINAIRES,

Par le Dr CIVIALE,

Membre de l'Institut et de l'Académie impériale de médecine.

TROISIÈME ÉDITION, CORRIGÉE ET AUGMENTÉE,

Paris, 1858-1860, 3 vol. in-8 avec figures. Prix : 24 fr.

Cet ouvrage, le plus pratique et le plus complet sur la matière, est ainsi divisé : Tome I, *Maladies de l'urèthre;* tome II, *Maladies du col de la vessie et de la prostate;* tome III, *Maladies du corps de la vessie.*

TRAITÉ PRATIQUE ET HISTORIQUE

DE LA LITHOTRITIE,

PAR LE Dr CIVIALE.

In-8 de 620 pages, avec 7 planches. Prix : 8 francs.

TRAITÉ

DES RÉTRÉCISSEMENTS ORGANIQUES DE L'URÈTHRE.

EMPLOI MÉTHODIQUE DES DILATATEURS MÉCANIQUES

DANS LE TRAITEMENT DE CES MALADIES,

PAR LE DOCTEUR V. PERRÈVE.

Ouvrage placé au premier rang pour le prix d'Argenteuil, sur le rapport d'une Commission de l'Académie impériale de médecine.

In-8 de 340 pages, avec 3 planches et 32 figures dans le texte. 5 fr.

Résultat de nombreuses années de recherches et d'expériences, déjà jugée et appréciée par la commission de l'Académie impériale de médecine, cette méthode a été appliquée avec succès par plusieurs chirurgiens des hôpitaux de Paris : elle a donc reçu la sanction de l'expérience.

TRAITÉ PRATIQUE

DES MALADIES DE L'OREILLE

Par le docteur E.-H. TRIQUET

Chirurgien du Dispensaire pour les maladies de l'oreille, ancien interne en médecine et en chirurgie des hôpitaux de Paris, lauréat, médaille d'argent (1848); médaille d'or (1849).

1 vol. in-8, avec figures intercalées dans le texte. — Prix : 7 fr. 50 c.

Le livre que M. Triquet publie est la reproduction des leçons qu'il fait chaque année à l'École pratique de médecine. Ces leçons théoriques reçoivent tous les jours leur sanction à la Clinique de son dispensaire, en présence des élèves et des jeunes médecins qui désirent se familiariser avec l'étude des maladies de l'oreille.

Parmi les faits rapportés dans cet ouvrage, quelques-uns ont été recueillis par l'auteur pendant son internat dans les hôpitaux de Paris; d'autres lui ont été communiqués; mais c'est surtout dans les dernières années, à sa clinique et dans sa propre pratique, que l'auteur a rassemblé le plus de matériaux, ce qui donne à cet ouvrage un véritable caractère pratique.

MÉMOIRE SUR LES ALLONGEMENTS HYPERTROPHIQUES DU COL DE L'UTÉRUS, dans les Affections désignées sous les noms de *descente*, de *précipitation de cet organe*, et sur leur traitement par la résection ou l'amputation de la totalité du col suivant la variété de cette maladie, par P.-C. Huguier, membre de l'Académie impériale de médecine, de la Société impériale de chirurgie, chirurgien de l'hôpital Beaujon.

Paris, 1860, in-4, 231 pages, avec 13 planches lithographiées. — 15 fr.

TRAITÉ DES MALADIES DES ARTICULATIONS

Par le docteur A. BONNET,

Professeur de clinique chirurgicale à l'École de médecine de Lyon, chirurgien en chef de l'Hôtel-Dieu, etc.

2 vol. in-8, avec atlas in-4 de 16 pl. — 20 fr.

TRAITÉ DE THÉRAPEUTIQUE DES MALADIES ARTICULAIRES

Par le docteur A. BONNET.

In-8 de 700 pages, avec 97 figures intercalées dans le texte.
Prix : 9 fr.

Ouvrage servant de complément au *Traité des maladies des articulations.*

Consacré exclusivement aux questions thérapeutiques, le nouvel ouvrage de M. Bonnet offre une exposition complète des méthodes et des nombreux procédés introduits soit par lui-même, soit par les praticiens les plus expérimentés dans le traitement des maladies si compliquées des articulations. Comme les lésions des jointures sont le plus souvent le produit d'affections constitutionnelles, l'auteur a dû s'occuper de ces affections, et à leur sujet traiter des modifications de toute l'économie; la question des hydarthroses, des abcès, des tumeurs blanches, des ankyloses n'a pu aussi être étudiée sans remonter aux principes du traitement des collections séreuses et purulentes, des fongosités et des adhérences. Mais une des questions dont M. Bonnet s'est le plus vivement préoccupé est celle de régler les fonctions des jointures. Assurer un repos véritable dans les arthrites aiguës, exercer avec méthode les mouvements élémentaires dans les arthrites chroniques et faciliter leur accomplissement par des appareils spéciaux, telles sont les idées qui ont inspiré les parties les plus neuves et les plus utiles de ce Traité.

NOUVELLES MÉTHODES

DE

TRAITEMENT DES MALADIES ARTICULAIRES

Par le docteur A. BONNET,

Seconde édition revue et augmentée d'une *Notice historique* par le docteur J. GARIN
Médecin de l'Hôtel-Dieu de Lyon,

Et d'un RECUEIL D'OBSERVATIONS SUR LA RUPTURE DE L'ANKYLOSE;

Par MM. Barrier, Berne, Philipeaux et Bonnes.

Paris, 1860, 1 vol. in-8 de XLIV-312 pages, accompagné de 17 planches intercalées dans le texte. — 4 fr. 50.

TRAITÉ PRATIQUE DE LA CAUTÉRISATION

D'après l'enseignement clinique de M. le professeur A. BONNET, de Lyon,

Par M. le docteur R. PHILIPEAUX

Ancien interne des hôpitaux de Lyon, ancien prosecteur de la Faculté de médecine de Montpellier, Lauréat de l'Institut et de l'Académie impériale de médecine.

Ouvrage couronné par la Société des sciences médicales de Bruxelles.

1 vol. in-8 de 640 pages, avec 67 figures intercalées dans le texte, 8 fr.

THÉORIE DE L'OPHTHALMOSCOPE, avec les déductions pratiques qui en dérivent, indispensable à l'intelligence du mécanisme de l'instrument, par M. le docteur F. GIRAUD-TEULON, ancien élève de l'École polytechnique. In-8 de 34 pages, avec figures. 1 fr. 50 c.

ÉLOGES DES MEMBRES DE L'ACADÉMIE
ROYALE DE CHIRURGIE
Lus dans les séances publiques, de 1750 à 1792,

Par A. LOUIS,
Secrétaire perpétuel de l'Académie.

Recueillis et publiés pour la première fois, au nom de l'Académie impériale de médecine, et d'après les manuscrits originaux, avec une introduction, des notes et des éclaircissements,

PAR FRÉD. DUBOIS (d'Amiens),
Secrétaire perpétuel de l'Académie impériale de médecine.

1859, 1 volume in-8 de 548 pages. — Prix, 7 fr. 50 c.

Cet ouvrage contient : Introduction historique par *M. Dubois*, 76 pages ; Éloges de J.-L. Petit, Malaval, Verdier, Rœderer, Molinelli, Bertrandi, Foubert, Lecat, Ledran, Pibrac, Benomont, Morand, Van Swieten, Quesnay, Haller, Florent, Willius, Lamartinière, Houstet, de la Faye, Bordenave, David, Faure, Caqué, Fagner, Camper, Hevin, Pipelet, et l'éloge de Louis par Sue. Embrassant tout un demi-siècle et renfermant, outre les détails historiques et biographiques, des appréciations et des jugements sur les faits, cette collection forme une véritable histoire de la chirurgie française au XVIIIe siècle.

LEÇONS CLINIQUES
SUR LES
MALADIES CHRONIQUES DE L'APPAREIL LOCOMOTEUR
FAITES A L'HOPITAL DES ENFANTS EN 1855, 1856, 1857,

Par le docteur H. BOUVIER
Médecin de l'hôpital des Enfants, membre de l'Académie impériale de médecine, etc.

Paris, 1858. — 1 vol. in-8 de 500 pages, 7 fr. 50 c.

ATLAS comprenant les maladies de la colonne vertébrale, 1 volume in-folio de 20 planches. 18 fr.

CLINIQUE CHIRURGICALE
DE L'HOPITAL MILITAIRE DE STRASBOURG,

Par le docteur P. MALLE,
Professeur de l'hôpital militaire de Strasbourg.

1 volume in-8 de 756 pages. — Prix : 6 fr.

Collection importante d'observation sur les plaies en général, l'érysipèle, les abcès, les brûlures, les maladies des appareils nerveux, de la circulation, lymphatique, respiratoire, digestif, des organes génito-urinaires, des articulations, etc.

DES PLAIES D'ARMES A FEU
COMMUNICATIONS FAITES A L'ACADÉMIE DE MÉDECINE
PAR MM. LES DOCTEURS
Baudens, Roux, Malgaigne, Amussat, Blandin, Piorry, Velpeau, Huguier, Jobert (de Lamballe), **Bégin, Rochoux, Devergie.**

Paris, 1849. Un volume in-8 de 250 pages. 3 fr. 50 c.

TRAITÉ DU BANDAGE PLATRÉ, par A. MATHYSEN, docteur en médecine et en chirurgie, officier de santé de première classe dans l'armée néerlandaise. In-8 de 32 pages, accompagné de figures intercalées dans le texte. 1 fr. 25

Paris. — Imprimerie de L. MARTINET, rue Mignon, 2.

Le tome II, *Histogénèse, ou Recherches sur le développement, l'accroissement et la reproduction des éléments microscopiques des tissus et des liquides organiques dans l'œuf, l'embryon, les animaux adultes à l'état normal et pathologique.* Un volume in-folio, avec 40 planches, publié en 20 livraisons. Prix : 120 fr.

Prix de chaque livraison. 6 fr.

COURS DE MICROSCOPIE

COMPLÉMENTAIRE DES ÉTUDES MÉDICALES.

ANATOMIE MICROSCOPIQUE ET PHYSIOLOGIQUE DES FLUIDES DE L'ÉCONOMIE,

Par le docteur AL. DONNÉ,

Recteur de l'Académie de Montpellier, ex-chef de clinique de la Faculté de médecine de Paris.

In-8 de 550 pages. . . . . Prix : 7 fr. 50 c.

ATLAS DU COURS DE MICROSCOPIE,

EXÉCUTÉ D'APRÈS NATURE AU MICROSCOPE DAGUERRÉOTYPE,

Par le docteur A. DONNÉ et L. FOUCAULT.

Un volume in-folio de 20 planches gravées, avec un texte descriptif. . . . . Prix : 30 fr.

C'est pour la première fois que les auteurs, ne voulant se fier ni à leur propre main ni à celle d'un dessinateur, ont eu la pensée d'appliquer la merveilleuse découverte du daguerréotype à la représentation des sujets scientifiques. C'est un avantage qui sera apprécié des observateurs que celui d'avoir pu produire les objets tels qu'ils se trouvent disséminés dans le champ microscopique, au lieu de se borner au choix de quelques échantillons, comme on le fait généralement ; car dans cet ouvrage, tout est reproduit avec une fidélité rigoureuse, inconnue jusqu'ici.

PRÉCIS D'HISTOLOGIE HUMAINE

Par le docteur C. MOREL,

Professeur agrégé à la Faculté de médecine de Strasbourg, Membre de plusieurs sociétés savantes.

1 vol. in-8, avec 28 belles planches dessinées d'après nature, par le docteur A. VILLEMIN. — Prix : 10 francs.

TRAITÉ DE CHIMIE ANATOMIQUE ET PHYSIOLOGIQUE NORMALE ET PATHOLOGIQUE,

OU

DES PRINCIPES IMMÉDIATS NORMAUX ET MORBIDES QUI CONSTITUENT LE CORPS DE L'HOMME ET DES MAMMIFÈRES.

PAR **CH. ROBIN,**

Docteur en médecine et docteur ès sciences, professeur agrégé à la Faculté de médecine de Paris,

ET **VERDEIL,**

Docteur en médecine, chef des travaux chimiques à l'Institut agricole, professeur de chimie.

3 forts volumes in-8, accompagnés d'un atlas de 45 planches dessinées d'après nature, gravées, en partie coloriées, 36 fr.

Le but de cet ouvrage est de mettre les anatomistes et les médecins à portée de connaître exactement la constitution intime ou moléculaire de la substance organisée en ses trois états fondamentaux, liquide, demi-solide et solide. Son sujet est l'examen, fait au point de vue organique, de chacune des espèces de corps ou principes immédiats qui, par leur union molécule à molécule, constituent cette substance.

Ce que font dans cet ouvrage MM. Robin et Verdeil est donc bien de l'anatomie, c'est-à-dire l'étude de l'organisation, puisqu'ils examinent quelle est la constitution de la matière même du corps. Seulement, au lieu d'être des appareils, organes, systèmes, tissus ou humeurs et éléments anatomiques, parties complexes, composées par d'autres, ce sont les parties mêmes qui les constituent qu'ils étudient; ce sont leurs *principes immédiats* ou parties qui les composent par union moléculaire réciproque, et qu'on en peut extraire de la manière la plus immédiate sans décomposition chimique.

Le bel atlas qui accompagne le *Traité de chimie anatomique et physiologique* renferme les figures de 1200 formes cristallines environ, choisies parmi les plus ordinaires et les plus caractéristiques de toutes celles que les auteurs ont observées. Toutes ont été faites d'après nature, au fur et à mesure de leur préparation.

HISTOIRE NATURELLE DES VÉGÉTAUX PARASITES

QUI CROISSENT

SUR L'HOMME ET SUR LES ANIMAUX VIVANTS,

PAR LE DOCTEUR **CH. ROBIN.**

1 vol. in-8 de 700 pages, accompagné d'un bel atlas de 15 planches dessinées d'après nature, gravées, en partie coloriées. 16 fr.

L'auteur a pu examiner son sujet non-seulement en naturaliste, mais encore en anatomiste, en physiologiste et en médecin.

La description ou l'histoire naturelle de chaque espèce de parasites renferme : 1. Sa diagnose. — 2. Son anatomie. — 3. L'étude du milieu dans lequel elle vit, des conditions extérieures qui en permettent l'accroissement, etc. — 4. Sa physiologie ou étude des phénomènes de nutrition, développement et reproduction qu'elle présente dans ces conditions. — 5. L'examen de l'action que le parasite exerce sur l'homme ou l'animal même qui le porte et lui sert de milieu ambiant. — On est ainsi conduit à étudier les altérations morbides et les symptômes dont le parasite est la cause; puis l'exposé des moyens à employer pour détruire ou enlever le végétal, et empêcher qu'il ne se développe de nouveau.

Les planches qui composent l'atlas ont toutes été dessinées d'après nature, et ne laissent rien à désirer pour l'exécution.

TABLEAUX D'ANATOMIE

CONTENANT

L'EXPOSÉ DE TOUTES LES PARTIES A ÉTUDIER DANS L'ORGANISME DE L'HOMME ET DANS CELUI DES ANIMAUX,

Par le Docteur Ch. ROBIN.

1 vol. in-4 contenant 10 tableaux. — Prix : 3 fr. 50 c.

DU MICROSCOPE ET DES INJECTIONS

DANS LEURS APPLICATIONS A L'ANATOMIE ET A LA PHYSIOLOGIE,

Suivi d'une Classification des sciences fondamentales, de celle de la Biologie et de l'Anatomie en particulier,

PAR LE DOCTEUR CH. ROBIN,

1 vol. in-8 de 500 pag. avec 23 fig. dans le texte, et 4 planches gravées. 7 fr.

Ainsi que l'annonce l'auteur, cet ouvrage doit servir d'introduction à l'étude de l'anatomie générale. Il est divisé en deux parties. La PREMIÈRE traite *des Moyens d'exploration en anatomie générale et des caractères qu'ils nous fournissent, qui sont* 1° des injections; 2° des microscopes. Ici l'auteur traite des loupes, des doublets, des microscopes à dissection, du microscope composé, proprement dit, ou à observation; des conditions à remplir pour leur emploi dans les différents cas; enfin M. Robin termine cette partie par un chapitre *sur l'emploi, en anatomie générale, des moyens physico-chimiques autres que les injections et les microscopes.* La DEUXIÈME partie comprend la *Classification des sciences fondamentales en général, de la biologie et de l'anatomie en particulier.*

RECHERCHES ANATOMIQUES ET PHYSIOLOGIQUES
SUR LE DÉVELOPPEMENT DU FOETUS

ET PARTICULIÈREMENT

SUR L'ÉVOLUTION EMBRYONNAIRE DES OISEAUX ET DES BATRACIENS,

Par les docteurs BAUDRIMONT et MARTIN SAINT-ANGE.

Paris, 1851, 1 vol. in-4, avec 18 planches gravées et coloriées, 18 fr.

ÉTUDE DE L'APPAREIL REPRODUCTEUR
DANS LES CINQ CLASSES D'ANIMAUX VERTÉBRÉS

AU POINT DE VUE ANATOMIQUE, PHYSIOLOGIQUE ET ZOOLOGIQUE,

Par le docteur MARTIN SAINT-ANGE.

Mémoire couronné par l'Institut (Académie des sciences).

Paris, 1854, grand in-4 de 234 pages, plus 17 planches gravées. 25 fr.

MÉMOIRE SUR LA STRUCTURE INTIME DU FOIE

ET SUR LA NATURE

DE L'ALTÉRATION CONNUE SOUS LE NOM DE FOIE GRAS,

Par le docteur LEREBOULLET,

Professeur à la Faculté des sciences de Strasbourg.

Mémoire couronné par l'Académie impériale de médecine.

In-4, avec 4 planches coloriées. — Prix : 7 fr.

RECHERCHES SUR L'ANATOMIE
DES ORGANES GÉNITAUX DES ANIMAUX VERTÉBRÉS

Par le docteur LEREBOULLET.

Mémoire couronné par l'Académie des Curieux de la nature.

In-4, avec 20 planches. — Prix : 24 fr.

TRAITÉ D'HYDROTOMIE

OU DES INJECTIONS D'EAU CONTINUES DANS LES RECHERCHES ANATOMIQUES

Par le docteur A.-E. LACAUCHIE,

Professeur d'anatomie à l'hôpital militaire du Val-de-Grâce.

1853, in-8 de 156 pages, avec 6 planches. — Prix : 4 fr. 50 c.

MANUEL DE PHYSIOLOGIE

PAR J. MULLER,

TRADUIT DE L'ALLEMAND SUR LA DERNIÈRE ÉDITION,

PAR A.-J.-L. JOURDAN.

DEUXIÈME ÉDITION REVUE ET ANNOTÉE

PAR É. LITTRÉ,

De l'Institut, de la Société d'histoire naturelle de Halle, de la Société de biologie de Paris.

Accompagné de 320 figures intercalées dans le texte et de 4 planches gravées.

2 forts volumes grand in-8 de chacun 840 pages. — Prix : 20 fr.

Les additions importantes faites à cette édition par M. LITTRÉ, et dans lesquelles il expose et analyse les derniers travaux publiés en physiologie, feront rechercher particulièrement cette *deuxième édition*, qui devient le *seul livre de physiologie complet* représentant bien l'état actuel de la science.

Paris. — Imprimerie de L. MARTINET, rue Mignon, 2.

www.ingramcontent.com/pod-product-compliance
Ingram Content Group UK Ltd.
Pitfield, Milton Keynes, MK11 3LW, UK
UKHW031909260826
14628UKWH00003B/1082

9 782019 657970